脈診論

新・臨床中医学 脈診篇

陳　勇

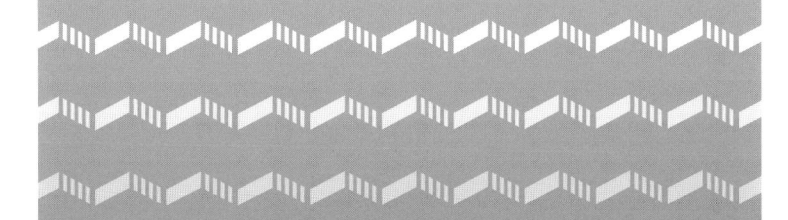

海鳥社

はじめに

　脈診は，伝統医学（中医学・東洋医学など）の診察方法の中の一つである。中医学では，望診・聞診・問診・切診という"四診"法で患者を診察し，中医学の理論で分析して，直観的に証を定める。その中でも，脈診と舌診は特別の重要な部分になっている。

　従来の脈診は，脈のさわり方や病理状態の判断にいろいろな説があり，10人の医者が同じ患者を診察しても，共通な脈診を得ることができなかった。当然，診断もバラバラになる。

　本書では，私の長年の臨床経験を踏まえた《新・臨床中医学》の考え方に基づいて，脈診と舌診，臨床症状，動き負荷テストなどを比較し，さらに，治療前後の脈のデータの変化も加えて再検討した。そして，脈のさわり方を見直して，脈の病理状態を解明し，誰でも同じように脈を診察・診断できるよう共通の脈診を提唱した。臨床時に，伝統医学すなわち漢方・鍼灸・按摩・食療などの診療の中で，脈診がもっと活用できるはずだと考えるからである。

　本書では，5000例の臨床データから，《新・臨床中医学》の考え方に基づいて，28種（浮・洪・芤・革・濡・散・沈・伏・牢・微・数・促・遅・緩・結・代・大・細・弱・弦・緊・滑・動・渋・長・短・虚・実）の脈を6タイプ（六祖脈）に分類し，その上でいろいろな類脈を分けた。さらに，各脈の特徴，さわり方，病理状態を体系的に説明し，図解も掲げた。

　次に，臨床のデータから，脈診の病理状態を再検討した。例えば，これまで弦脈は，肝臓の脈や，痛みの脈や，痰飲の病理状態や，老人の正常な脈ともいわれた。それだと，臨床時に，弦脈が，正常な脈なのか，異常な脈なのか，異常な脈だとすれば，肝臓の病理状態なのか，痰飲の病理状態なのかを決めるのは困難である。そうした従来の曖昧な見方を再検討して，新しい見方を提唱した。

　また，症例として，《新・臨床中医学》のカルテ診断方法を用いて，患者の臨床症状・所見を調べて弁証し，その証に従って漢方または鍼灸の治療を施した後の脈診の変化を較べて解説した。

　さらに，治療前後の臨床症状と脈診の変化を較べて検討した。異常な脈の個数で，各脈の病理状態の軽重を分けられる。これは，臨床時の脈診の標準化として，患者の治療前後を評価する際に役立つと思う。

　最後に，従来の脈診の曖昧な診断方法を見直し，新しい考えを加えて，わかりやすい

脈診の臨床診断ポイントを提唱した。巻末（109 ページ）に脈診のカルテも付載し，共通な診断（弁証）ができるようにした。

　本書では，脈診をわかりやすく体系的に解説し，著者の新しい見方も提出している。これから脈診を学ぼうとする人たちにも，また，ある程度の経験者や専門研究者にも役立つようまとめたつもりである。
　脈診がより多くの人に理解され，特に伝統医学の基礎教育として，より広く普及していくことを願ってやまない。

　2010 年 8 月

陳　　勇

目　　次

はじめに……………………………………………………………………………………3

第 1 章　概　　論

第 1 節　脈診と人体臓腑との関係………………………………………………………10
　一　伝統医学の学説との関係…………………………………………………………10
　二　伝統医学の弁証との関係…………………………………………………………11
第 2 節　脈の診察法………………………………………………………………………13
　一　診察法………………………………………………………………………………13
　二　脈診の診察方法の順序……………………………………………………………14
第 3 節　脈診の注意事項…………………………………………………………………15
　一　診察時間……………………………………………………………………………15
　二　環　境………………………………………………………………………………15

第 2 章　総　　論

第 1 節　脈診の分析図……………………………………………………………………17
第 2 節　正常な脈…………………………………………………………………………20
第 3 節　異常な脈…………………………………………………………………………21
　一　六祖脈………………………………………………………………………………21
　　1　浮脈：21／2　沈脈：22／3　数脈：23／4　遅脈：23／5　実脈：24
　　6　虚脈：25
　二　各脈類………………………………………………………………………………26
　　（一）浮脈類…………………………………………………………………………26
　　　1　浮脈：27／2　洪脈：28／3　芤脈：28／4　革脈：29／5　濡脈：30
　　　6　散脈：31
　　（二）沈脈類…………………………………………………………………………33
　　　1　沈脈：33（22）／2　伏脈：33／3　牢脈：34／4　微脈：35
　　（三）数脈類…………………………………………………………………………36
　　　1　数脈：36（23）／2　促脈：36
　　（四）遅脈類…………………………………………………………………………37

1　遅脈：38（23）／2　緩脈：38／3　結脈：38／4　代脈：39
　（五）大脈類 ……………………………………………………………………… 41
　　　1　大脈：41／2　洪脈：42（28）／3　革脈：42（29）／4　牢脈：42（34）
　（六）細脈類 ……………………………………………………………………… 42
　　　1　細脈：42／2　濡脈：43（30）／3　微脈：43（35）／4　弱脈：43
　（七）形脈類 ……………………………………………………………………… 45
　　　1　弦脈：45／2　緊脈：46／3　滑脈：47／4　動脈：48
　（八）リズム異常の脈類 ………………………………………………………… 49
　　　1　渋脈（濇脈）：49／2　散脈：50（31）／3　促脈：50（36）／4　結脈：51（38）
　　　5　代脈：51（39）
　（九）特別な脈類 ………………………………………………………………… 51
　　　1　長・短脈：51
　（十）虚・実脈類 ………………………………………………………………… 52
　　　1　虚脈類：52
　　　　虚脈・芤脈・濡脈・微脈・緩脈・細脈・弱脈・短脈
　　　2　実脈類：52
　　　　実脈・洪脈・革脈・散脈・牢脈・促脈・結脈・代脈・大脈・弦脈・動脈
　　　　滑脈・緊脈・渋脈・長脈

第3章　脈の分析

第1節　浮・沈脈 ……………………………………………………………………… 54
　　　1　環境との関係：54
　　　2　寸・関・尺の部位との関係：54
第2節　数・遅脈 ……………………………………………………………………… 55
　　　1　数脈：55
　　　2　遅脈：55
第3節　弦　脈 ………………………………………………………………………… 55
　　　1　環境との関係：56
　　　2　寸・関・尺の部位との関係：56
　　　3　大便と尿などまたは気血の流れの異常と形脈類，および渋脈の統計検討：56
　　　4　痒みの症状との関係：56
　　　5　激しい痛みの症状との関係：56
第4節　動　脈 ………………………………………………………………………… 57
　　　1　気血の流れの異常の病理状態との関係：57

2　大便と尿などまたは気血の流れの異常と形脈類，および渋脈の統計検討：57
　　　3　安静の状態，朝の時間帯に症状が変化することとの関係：57
　　　4　「現代病」との関係：57
　第5節　緊　脈…………………………………………………………………………58
　　　1　臨床症状との関係：58
　　　2　大便と尿などまたは気血の流れの異常と形脈類，および渋脈の統計検討：58
　　　3　舌診の潤苔との関係：59
　第6節　滑　脈…………………………………………………………………………59
　　　1　環境との関係：59
　　　2　寸・関・尺の部位との関係：59
　　　3　大便と尿などまたは気血の流れの異常と形脈類，および渋脈との統計検討：59
　　　4　妊娠・生理との関係：59
　第7節　渋　脈…………………………………………………………………………60
　　　1　寸・関・尺の部位との関係：60
　　　2　気血の流れの異常の病理状態との関係：60
　　　3　内側面の負荷テストとの関係：60
　　　4　症例との比較：60
　　　5　大便と尿などまたは気血の流れの異常と形脈類，および渋脈との統計検討：61
　第8節　細（緩）脈……………………………………………………………………61
　　　1　細脈：61
　　　2　緩脈：61

第4章　臨床症例

一　浮・沈脈……………………………………………………………………………62
　　［症例1］風邪：62
　　［症例2］鬱病：63
二　数・遅脈……………………………………………………………………………65
　　［症例3］ニキビ：65
　　［症例4］腰痛：68
　　［症例5］胃脘痛：71
三　弦　脈………………………………………………………………………………73
　　［症例6］痒み：73
　　［症例7］腰足痛：75
四　動　脈………………………………………………………………………………77

［症例 8 ］大腿部痛：77
　五　滑　脈……………………………………………………………………………………78
　　　　［症例 9 ］眼のアレルギー：78
　　　　［症例10］アトピー（分泌物）：80
　　　　［症例11］尿沫・食滞・軟便・便秘・痰：82
　六　緊　脈……………………………………………………………………………………86
　　　　［症例12］夜間の頻尿：86
　　　　［症例13］円形脱毛症：87
　　　　［症例14］膀胱癌：91
　七　渋　脈……………………………………………………………………………………96
　　　　［症例15］ニキビ：96
　　　　［症例16］肩凝り：97
　八　虚・実脈…………………………………………………………………………………99
　　　　［症例17］陰部痛：99

第 5 章　診断ポイント

第 1 節　働　き………………………………………………………………………………103
　　1　気虚証の診断ポイント：103
　　2　陽気虚：103
第 2 節　栄　養………………………………………………………………………………104
　　1　精虚証：104
　　2　血虚証：104
　　3　津液虚証：105
第 3 節　異常な排泄物………………………………………………………………………106
　　1　濃い異常な排泄物：106
　　2　薄い異常な排泄物：106
第 4 節　病理状態……………………………………………………………………………107
　　1　気滞：107
　　2　瘀血：107
第 5 節　環　境（寒と熱）……………………………………………………………………108
　　1　寒さ：108
　　2　熱さ：108

《新・臨床中医学》脈診のカルテ……………………………………………………………109
あとがき………………………………………………………………………………………110

第1章　概　論

　伝統医学（中医学・東洋医学）の考え方の根本は，体の中に異常が起こった時には，体表からいろいろな反応が現れるということである。例えば，肩凝り，耳鳴り，めまい，痙攣（けいれん）などの症状のほかに，舌診・脈診などの異常な反応も出現する。それらに対し，先人たちは，たくさんの臨床経験から総合的に検討して，一つ一つの診察方法を作り出してきた。脈診もその中の一つである。かつ，これまで脈診は，舌診と同じように，独得の診察方法だといわれてきた。

　脈診は，昔から伝統医学の中の重要な診察方法とされており，それは施術者の手の指先で患者の脈をさわり（写真参照），体の中の異常なデータを集めて分析し，病証を判断する方法である。

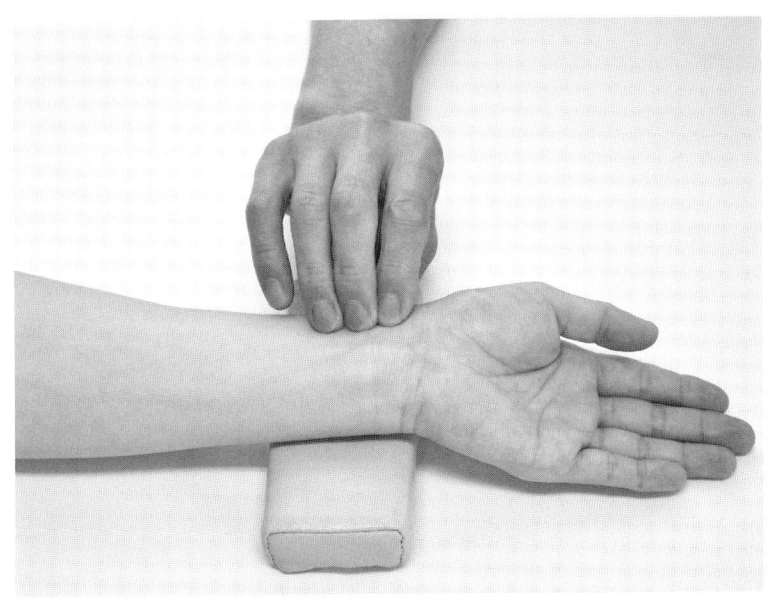

第1節　脈診と人体臓腑との関係

　伝統医学の考え方では，人体の血脈が全身を貫通して，内は臓腑に連絡し，外は肌表に到達する。気血（人体に必要なもの）を運んで，休むことなく循環する。そして，人体に異常が起こった時に，全身の臓腑機能・陰陽気血のバランスがくずれ，脈を通じていろいろな反応が現れる。そのことから，「脈象」は人体の一つの反応だといわれる。それで，脈のデータだけで診断し，その診断に従って治療した後，脈も変化する。だから，脈の診察方法，診断方法，治療前後の評価は，臨床によく活用されている。

一　伝統医学の学説との関係

1　人体の部位と脈診との関係

　体に異常が起こると，体表のいろいろな所から反応が現れる。だから，大昔から先人たちは，全身の脈から診察して，人体の異常を調べてきた。その診察方法は，人体を頭部・上肢・下肢の3部分に分け，さらに，各部の上・中・下といわれる動脈を診察する。この診察方法を「三部九候」または「遍診法」と言う。

　その内容は，頭部では，上は深側頭動脈（太陽穴）を調べて，頭部の病変を観察する，中は浅側頭動脈（耳門穴）を調べて，耳目の病変を観察する，下は顔面動脈（大迎穴）を調べて，口歯の病変を観察する。上肢では，上は橈骨動脈（寸口脈・大淵穴）を調べて，肺の病変を観察する，中は尺骨動脈（神門穴）を調べて，心の病変を観察する，下は第一背側中手動脈（合谷穴）を調べて，胸中の病変を観察する。下肢では，上は大腿動脈（五里穴），女性の場合は第一背側中足動脈（太衝）を調べて，肝の病変を観察する，中は大腿動脈（箕門穴または衝陽）を調べて，脾胃の病変を観察する，下は後脛骨動脈（太谿穴）を調べて，腎の病変を観察する。

2　臓腑経絡の学説と脈診との関係

　先人たちは，長年の臨床経験から，やはり脈診の「遍身法」を調べるのは大変で，手の橈骨動脈が調べやすいこと，さらに，その脈を臓腑・経絡の学説とつなげて説明してきた。

　その診察方法とは，両手首の茎状突起の内側の橈骨動脈の脈拍を見ることである。それを「寸口脈」と言う。その寸口脈の診察の部位は，ちょうど手太陰肺経の経絡分布と一致している。臓腑と経絡の学説から見ると，肺は気を司り，百脈に向かう。肺の経脈は中焦の脾胃から出て，脾胃は臓腑の気血をつくる。だから，寸口脈から全身の情報をとらえられると考えている。

その寸口脈の診察の内容は，「寸・関・尺」の3部位に分けて観察する。寸・関・尺の脈と臓腑の関係は，歴代の医家によって見方が少し異なることがある。下の表で比較してみる。

■歴代医家の寸口脈診法と臓腑相応の関係表

部位 文献	寸 左	寸 右	関 左	関 右	尺 左	尺 右	説　　明
『難経』	心 小腸	肺 大腸	肝 胆	脾 胃	腎 膀胱	腎 命門	大小腸は心肺と表裏の関係で，右腎は命門に属する
『脈経』	心 小腸	肺 大腸	肝 胆	脾 胃	腎 膀胱	腎 三焦	
『景岳全書』	心 心包	肺 壇中	肝 胆	脾 胃	腎 大腸 膀胱	腎 三焦小腸 命門	大腸と腎は金水の関係で，小腸と腎は水火の関係
『医宗金鑑』	心 膻中	肺 胸中	肝 膈胆	脾 胃	腎 膀胱 小腸	腎 大腸	「尺候腹中」とは，尺脈を診察して小大腸の異常を調べること

二　伝統医学の弁証との関係

1　『傷寒論』の六経弁証

『傷寒論』の六経弁証は，『素問』の六経理論の基で，外感の傷寒病の転変の状況をつなげて，まとめた六つの弁証綱領のことであり，いわゆる太陽病・少陽病・陽明病・太陰病・少陰病・厥陰病のことである。その中に各々の脈のポイントを記載している。

太陽経	経証（表実―浮緊，表虚―浮緩）	腑証（蓄水―浮数，蓄血―沈渋而有力）
陽明経	経証―洪大数滑	腑証―沈滑実
少陽経	（半表半裏証）	弦
太陰経	沈弱あるいは濡弱	
少陰経	虚寒―沈細微	虚熱―細数
厥陰経	弦数あるいは弦緊	

2　温病学説の衛気営血弁証

外感温熱病の発展過程中の病理状態を，衛・気・営・血という四つの異なる段階に分けて弁証する。それぞれの脈との関係を示している。衛分証の脈は浮数で，気分証の脈は洪大数滑・沈大滑実で，営分証の脈は細数弱で，血分証の脈は虚細弱数促である。

3　三焦弁証

　三焦弁証は,『内経』の三焦理論の基で,温熱病の転変の病理状態とつなげて検討し,まとめた弁証方法のことである。上焦の脈では,肺は浮あるいは浮数で,心包は数のことであり,中焦の脈では,胃は洪数あるいは沈数で,脾は濡であり,下焦の脈では,肝は弦細数で,腎は虚・細数のことである。

4　八綱弁証

　八綱弁証は,伝統医学の基本的な弁証方法である。それは,陰陽・表裏・寒熱・虚実を分けて弁証する。表裏については,疾病の内外と病勢の深浅,病情の軽重を観察する。寒熱については,疾病の性質を観察する。虚実については,病気の邪正の消長盛衰を観察する。

表　証	浮　（表寒―浮緊,表熱―浮数,表虚―浮緩無力,表実―浮有力）
裏　証	沈　（裏寒―沈遅,裏熱―沈数,沈虚―沈無力,沈実―沈有力）
虚　証	無力（気虚―濡弱無力,血虚―細あるいは渋）
実　証	有力（気―沈実有力,血―沈弦）
寒　証	遅　（実寒―沈伏あるいは弦緊,虚寒―遅細あるいは微弱）
熱　証	数　（実熱―洪数あるいは滑実,虚熱―細数無力）

5　中医学の弁証

　中医学の弁証とは,「四診」(「望・聞・問・切」という四つの診察方法)の診察法を用いて,患者の臨床データを取り,中医学の理論から分析して,陰陽を分け,虚実を決め,部位を確認し,性質などを判断し,「証」を立て,そして治療原則を作って,漢方・鍼灸などの治療方法を行う。脈診は「四診」の中の重要な部分である。

　寸口脈の脈診の内容は,左右に寸・関・尺の3部位に分け,右の寸脈は肺・大腸と,左の寸脈は心・小腸と関係があり,右の関脈は脾胃と,左の関脈は肝・胆と関係があり,右の尺脈は腎（命門）・膀胱と,左の尺脈は腎（精）・膀胱と関係がある。寸・関・尺の脈の部位,形,大きさ,力などを調べ,病気の部位（表・裏）,体の働き,栄養の不足や,異常な排泄物や,環境の刺激の病理状態について,28種の脈に分けて説明している。

第2節　脈の診察法

一　診察法

1　体位

　患者の体の向きを施術者と90度の位置にし（脈をさわる施術者の手を，患者の脈をみる手と90度の向きにする），椅子に坐らせて，手を机の上に置き，手首の下にやわらかい枕を敷いて，手首を自然に伸ばし，心臓と水平の位置にする。あるいは，患者を仰向けに寝た状態にし，手を自然に伸ばし，手首の下にやわらかい枕を敷いて，心臓と水平の位置にし，リラックスさせて診察をする。

2　指法

　脈診の指法とは，「三指平斉」・「中指定関」・「総按（挙・按・尋），単診（循・推）」という三つの特徴のことである。

1）「三指平斉」とは，施術者の三つの指（第二指〔人差し指〕・第三指〔中指〕・第四指〔薬指〕）をやや弯曲（35〜45度位）させて，受診者の脈と一直線にする。手指の先と指腹の交界処（指目）で患者の脈を診察する（9ページ写真参照）。

2）「中指定関」とは，まず，施術者の中指の指目を患者の手首の茎状突の内側の橈骨動脈の上に置き，脈がさわれる所を「関脈」の部位と決定し，次に，人差し指の指目が手首の横紋を越えないように，関脈の前に置き，薬指が関脈の後ろに（人差し指と中指と薬指の間の隙間を均等にする）置く。そうして，人差し指の部位を「寸脈」とし，薬指の部位を「尺脈」とする。寸と関と尺脈の間隔は，身長により異なる。また，特別な場合もある。例えば，子供の場合は無理をしないで，三つの指ではなく，指1本で寸口脈（寸・関・尺を分けないように）を診察する。

3）「総按」というのは，施術者の第二・三・四の指を同時に寸・関・尺の脈の上に置き，それにより寸・関・尺の各脈の部位（浮・中・沈）を見分ける。

①初めに，施術者の第二・三・四の指で，寸・関・尺の脈の上に軽く（0〜20％の力）触れる。はっきりとわかった部位（寸か関か尺か）の脈を「浮脈」と言い，また，その「浮脈」を調べる方法を「挙法」と言う。

②例えば，寸の脈が浮脈と判断できたら，第二指を外して，次に，第三・四指でさらに力を加え（20〜40％），同時に脈を押す。はっきりとわかった部位の脈を「中脈」と言い，中脈は脈の部位として正常な状態である。

③まだ脈がわからない場合は，もっと力を加え（40％以上），脈を強く押す。その時

にはっきりとわかった部位の脈を「沈脈」と言い，その方法を「按法」と言う。
④それでもまだ脈がわからない場合は，力を強く加えて（60％以上），強く押して脈を探す。それでわかった部位の脈を「伏」（沈より沈）と言い，その方法を「尋法」と言う。

4）単診というのは，施術者の第二・三・四の各指で，寸・関・尺それぞれの各部位の脈の形，広さ（大細），リズム，回数，長短，力などを調べる方法のことである。
①まず，各脈がわかっている部位（浮か，中か，沈か）で，脈のリズムや形などを調べる。そして，関脈の部位（一般的にわかりやすい）で，脈の数を数える。
②脈がわかっている部位で，寸と尺の脈の上下に移動させて，長・短の脈を調べる。前後に移動させて，大小（細）の脈を調べたりする方法を「循法」と言う。
③脈がわかっている部位で，以上の内容を調べた後，もう少し力を加えて脈を押す。押した後の脈の反発力を調べる。それを「脈の力」と言い，その方法を「推法」と言う。

二　脈診の診察方法の順序

1）まず，脈の寸・関・尺の部位を決める。
2）次に，寸・関・尺の各部位の浮・中・沈を調べる。
3）そして，脈がはっきりとわかっている所（浮か，中か，沈か）で，寸・関・尺それぞれの各部位の脈の形，広さ，長・短，リズム，回数（脈の回数を数えるのは関脈上がわかりやすい）などを調べる。
4）最後に，（脈の寸・関・尺の各部位で脈の形，広さ，長・短，リズム，回数などを調べた後）もう1回力を加えて押す。そして反発力の有無を調べる。その反発力とは「有力脈」または「無力脈」のことである。

第3節　脈診の注意事項

一　診察時間

1）時間帯：『素問』の中の「脈要精微論」には「診法常以平旦，陰気未動，陽気未散，飲食未進，経脈未盛，絡脈調均，気血未乱，故乃可診有過の脈」と書かれている。昔から，脈は体の内外の環境により，一時期性の変化があるといわれている。例えば，疲れた時には脈が弱くなり，飲食後には滑脈が出現し，怒った時には脈が弦になり，飲酒後には弦または滑脈が出現する。だから，体の内外の環境があまり影響していない朝のうちに，脈を診察したほうがいい。もちろん，絶対に朝のうちだけということではなく，要するに脈を診察する前には適度に安静させることである。

2）平気息：「一呼一吸」が一息で，平人（正常な人のことで，その1分間の呼吸回数は16回）の呼吸を「平息」と言う。いわゆる正常な人の呼吸で，患者の脈の回数を数える。平息には二つの意味があり，一つは昔は時計が無かったのかもしれない。もう一つは，施術者が脈を診察する時に集中させることである。

3）脈を診察する時間：『霊枢』の中の「根結篇」には「持其脈口，数其至也，五十動而不一代者，五臓皆受気」と書かれている。その意味は，脈の回数は50回以上を数えないと，不整脈中の促・結・代の各脈との鑑別ができない。また，脈診では調べる内容が多いので，簡単に決めてはいけない。だから，短くても1分以上は脈を測る。

二　環　境

1）季節：人は自然界の中で生きている。自然界の気候の変化などにより，人体もそれに応じて変化する。例えば，春の脈は弦であり，夏の脈は洪であり，秋の脈は浮であり，冬の脈は沈であるとよくいわれる。

2）動き：走った後の脈は急・疾・数になり，激しい体力を使う仕事をした後の脈は洪数になり，頭脳を使って仕事をした後の脈は弱くなる。

3）食事：食後の脈は「洪滑而有力」であり，お酒を飲んだ後の脈は速くなる。空腹時の脈は弱くなり，食べた物により脈が変化することもある。

4）人の差：老人の脈は若者と較べると弱く，女性の脈は男性と較べると濡弱（弱くて細い）である。赤ちゃんの脈は速く，身長が高い人の脈は長くて，低い人の脈は短い。《新・臨床中医学》の考え方では，人間は自然界に生きているので，すべてものが体に影響して，反応が起こる。もし，一時期安静にしても，反応が消えない時は，その反応が病理状態として考えられる。

第2章　総　論

　伝統医学の中では，脈診が特別な診察方法として重んじられている。体の中に異常が起こると，脈から信号が現れる。そこで，脈のデータから体の異常を分析し，診断を決め，治療を行う。さらに，治療前後の脈のデータから，病気の治癒率の評価も検討できる。

　しかし，これまでは脈診を学ぶのはたいへん難しかった。施術者は自分の指の下の感覚ではよくわかっているが，人に伝える場合にはなかなかうまく説明できなかった。

　ここでは，《新・臨床中医学》の考え方に基づいて，簡易な言葉で説明し，さらに図1を基本とするような脈図を掲げて，共通的に理解できるようにした。脈図とは，脈の部位，脈の回数，脈の力，脈率（脈のリズム），脈の形，脈の広さなどから構成したものである。これにより，28種の脈（浮・洪・芤・革・濡・散・沈・伏・牢・微・数・促・遅・緩・結・代・大・細・弱・弦・緊・滑・動・渋・長・短・虚・実）を見分ける。

　また，これまでいわれてきた脈の病理状態には，曖昧な面が山ほど多い。例えば，滑脈の病理状態については，痰湿食滞にも実熱にも関係があり，また妊娠中の脈だとか，正常な若い人の脈だといわれ，正常か異常かが理解しにくかった。そこで，《新・臨床中医学》の考え方に基づいて，各脈の臨床症状，所見，動き負荷テスト，舌診などとの関係，および臨床治療の前後のデータと較べて再検討して，第3章で説明する。

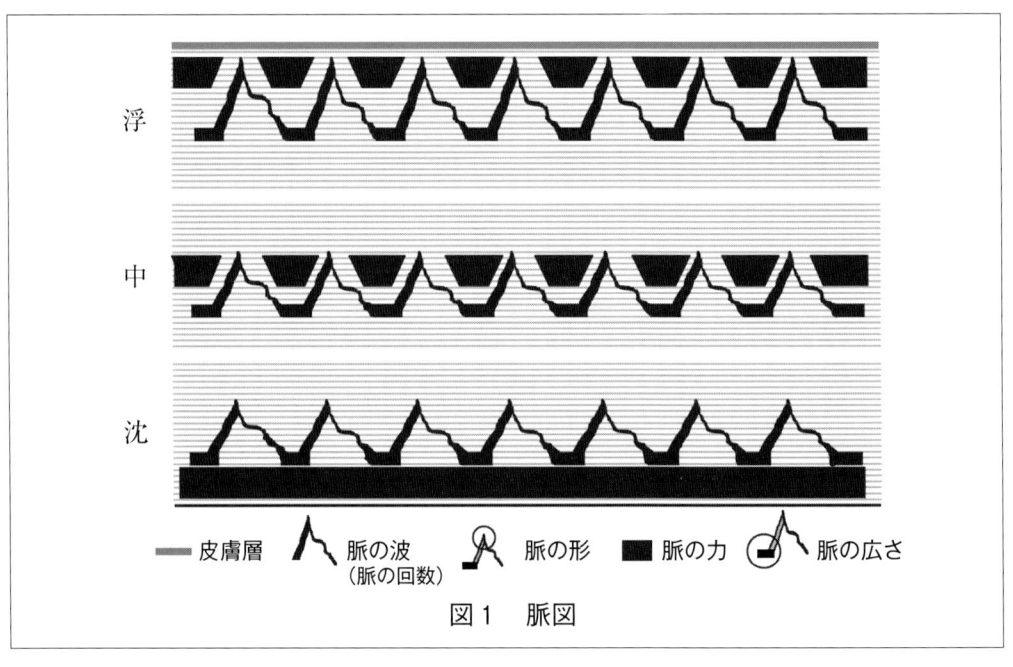

図1　脈図

第1節　脈診の分析図

脈診の診察方法と診察したデータを共通的に表現したいため，脈診のカルテを作って掲載した（109ページ）。さらに，言葉では説明しにくいことを，脈図を使って表現する。以下，その脈図の具体的な内容と表現方法を詳しく説明する。

1　脈の部位

脈の部位を浮・中・沈の3層に分ける。これは，診察する時に，施術者の力の入れ方で区別する。触れるだけ（0～20％の力）でわかる脈の部位を「浮脈」（図2）と言い，脈図では，浮の部位から脈の波の峯が表皮層を超えている。やや強い力（20～40％）を入れて押すと脈がわかる部位を「中脈」（図3）と言い，脈図では，浮の部位では脈の波が見られず，中の部位から脈の波が見られる。さらに強い力（40～60％あるいは60％以上）を入れて押すと脈がわかる部位を「沈脈」（図4）と言い，脈図では，浮・中の部位では脈の波が見られず，沈の部位でしか見られない。

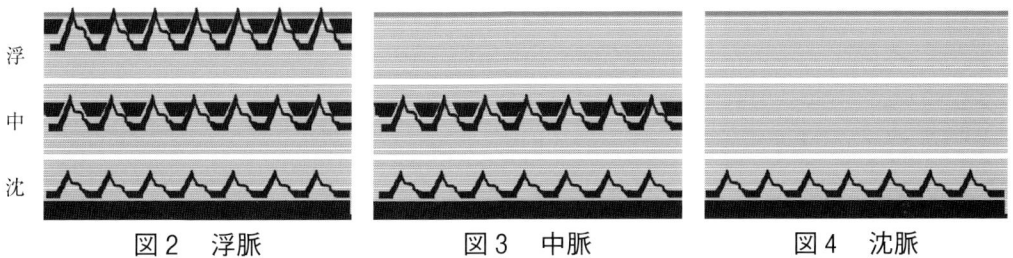

図2　浮脈　　　　　図3　中脈　　　　　図4　沈脈

2　脈の回数

正常な脈の回数は，1分間に60～90回（臨床時には65～85回）位であり，脈図の上では，1分間に70～79回であれば7個の波（図5，正常），80～89回であれば8個の波，90回以上になると9個以上の波で表す（図6，数脈）。1分間に60回以下の時には5個以下の波（図7，遅脈），1分間に60～69回であれば6個の波で表す。

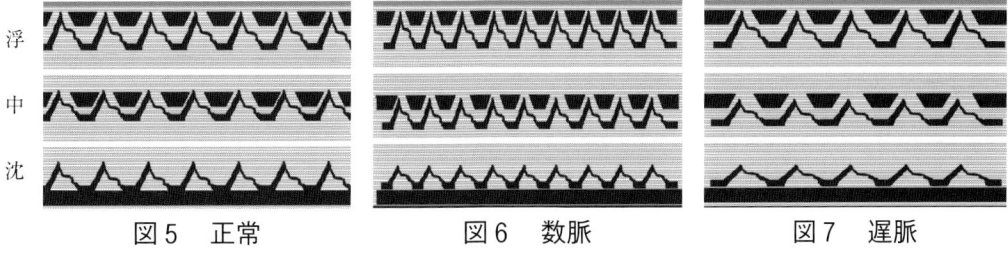

図5　正常　　　　　図6　数脈　　　　　図7　遅脈

3　脈率（脈のリズム）

　脈率とは，脈のリズム（以下，この言い方を使用）のことであり，リズムに異常がある脈には2種類ある。一つは，脈が速かったり遅かったり，脈の波が強かったり弱かったりする。もう一つは，脈が時々止まることである。

①脈が速かったり遅かったりする。あるいは，脈の波が強かったり弱かったりする。だが，はっきりと止まってしまうことはない（図8）。

②脈が時々止まる。その止まる形には，規則的な止まり方と不規則な止まり方の二つのタイプがある（図9）。

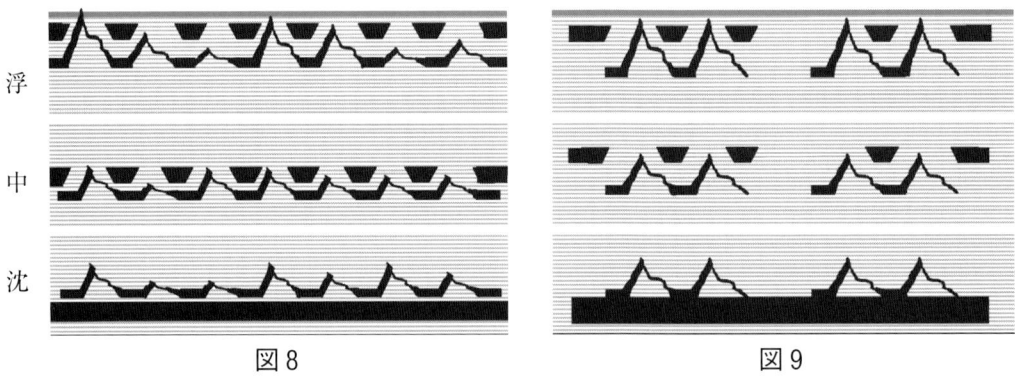

図8　　　　　　　　　　　　　　図9

4　脈の力

　脈がはっきりとわかる所を，もう1回力を加えて押す。その押した後の脈の反発力を「脈力」と言う。脈図では，正常な脈の力を，ベースラインに挟まれた隙間の5本分の幅で表す。脈の力が強い時には5本分以上の幅で表し（図10），それを「有力脈」と言う。脈の力が弱い時には，5本分以下の幅で表し（図11），それを「無力脈」と言う。

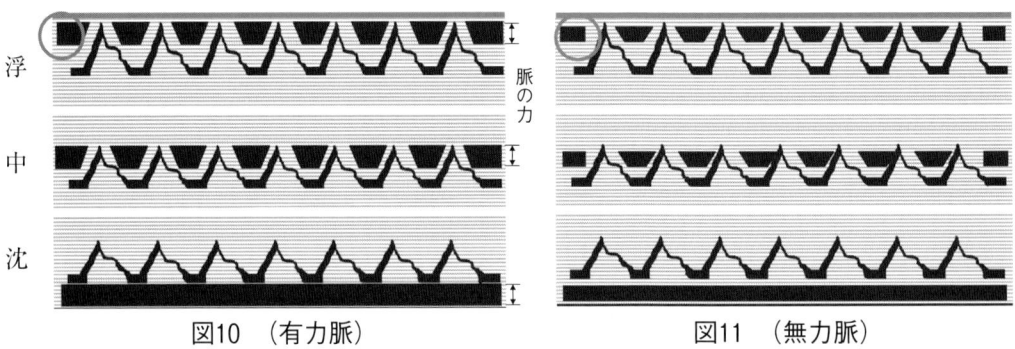

図10　（有力脈）　　　　　　　　図11　（無力脈）

5　脈の広さ

　脈の広さとは，指で脈を感じている部分の広さのことである。脈図では，正常な脈の広さを，ベースラインに挟まれた隙間の2本分の幅で表す。正常より広いものは3本分以上の幅で表し，「大脈」と言う（図12）。正常より狭いものは2本分以下の幅で表し，

「細脈」と言う（図13）。

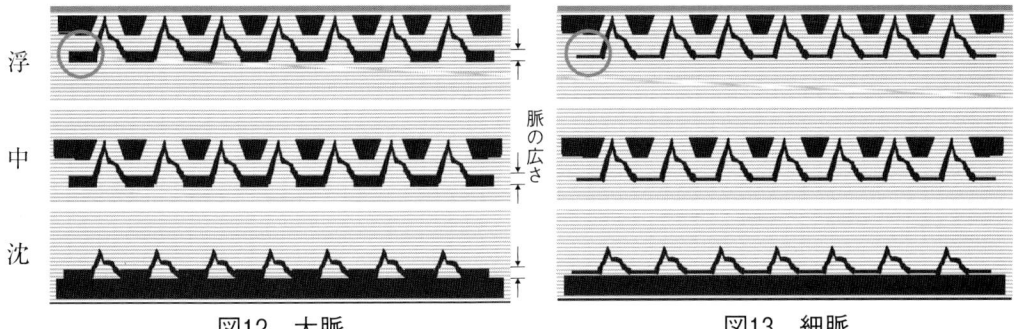

図12　大脈　　　　　　　　　図13　細脈

6　脈の形

以上のことで脈が説明しきれない場合のために，脈の峯の部分に形を設定し，いろいろな形の脈を区別しやすいように説明を加えた。例えば緊脈（図14）。

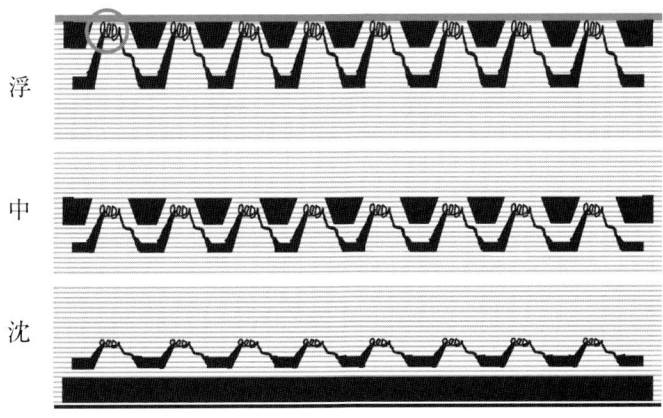

図14　緊脈

7　脈の長さ

脈診の時に，脈の感覚が第二・四の指より超えているものを「長脈」と言い，足りないものを「短脈」と言う（図15）。

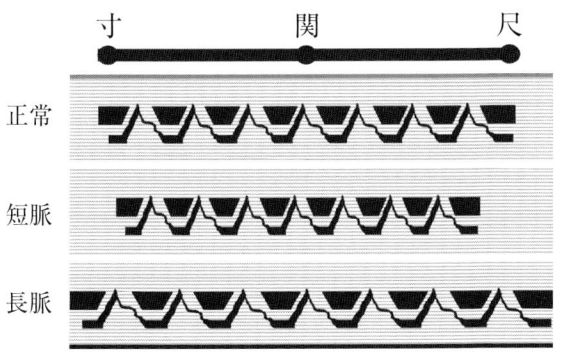
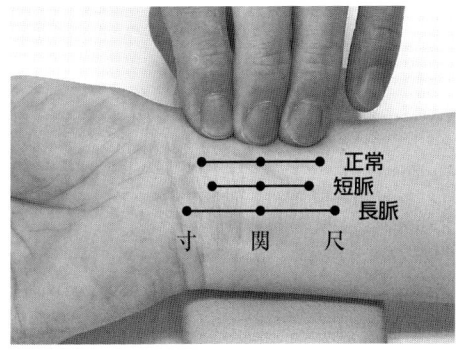

図15　正常な長さの脈・短脈・長脈

第2節　正常な脈

「正常な脈」とは，正常な生理状態の時に現れる脈のことである。よく「平脈」と言う。その脈象の特徴は，不浮不沈，不大不小，不数不遅，不長不短——力が正常で，異常な形がなく，一定のリズムがある。昔は，正常な脈のことを「有胃，有神，有根」の状態と言った（16ページ・図1参照）。

1　胃

「胃」とは，「胃気」あるいは「元気」のことであり，脈の内容では「不浮不沈，不数不遅，従容和緩，節律一致」ということである。
①脈の位置は，浮でも沈でもない。
②脈の回数は，速くも遅くもない。
③脈の力があり，強くも弱くもない。
④脈の広さは正常で，大きくも小さくもない。

2　神

「神」とは，病変の時に出現した脈において表現する言葉であり，「柔和有力」というのが有神であり，反対が無神である。
①脈の力が非常に弱くなることを「無神」と言う。
②脈にリズムがないことを「無神」と言う。

3　根

「根」とは，病変の時に出現した脈において表現する言葉であり，いわゆる寸口脈の尺脈の状態のことである。また，「尺以候腎」ともよくいわれる。
①尺脈が沈んでなく，その脈の力もまたあることを「有根」と言う。
②尺脈が沈んでいて，その脈の力も弱いことを「無根」と言う。

第3節　異常な脈

　体に異常がある時には，体表からいろいろな反応が現れ，その一つとして異常な脈も出現する。異常な脈について，人体の病理状態との関係を検討して，28種に分ける。まず，わかりやすいように28種の脈を6タイプに分類して説明する。

一　六祖脈

　6タイプに分類した脈を「六祖脈」と言う。すなわち**「浮・沈・数・遅・実・虚」**の6種類の脈のことである。

1　浮脈
①特徴
「軽按即得，挙之有余」というのは，軽く触れるだけで脈がわかるということである。
②診察ポイント
　a．0～20%の力でさわっても脈がはっきりとわかる。
③図解（図16）
　浮の部位で，脈の波の峯が表皮層より出てきている。脈の形は変化していない。リズムに異常がなく，脈の広さは2本分の幅（正常），脈の回数は7個波（正常），脈の力は5本分の幅（正常）である。

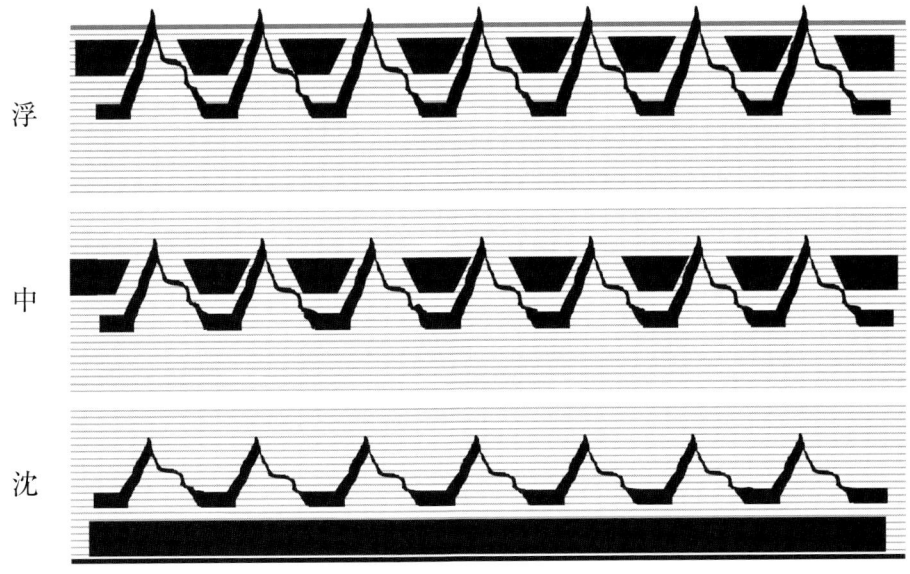

図16　浮脈

④病理状態

八綱弁証の見方では，浮脈は病の部位が表にあることを示す。外邪が体表に入ると，人体の正気が表に向かって抵抗するため，浮脈が見られるといわれている。外邪の種類により，風寒の邪気が侵入した場合には，「浮遅」の脈がよく見られ，風熱の邪気が侵入した場合には，「浮数」の脈がよく見られ，正気がある場合には，「浮且有力」の脈がよく見られ，正気不足になっている場合には，「浮且無力」の脈がよく見られる。

2　沈脈

①特徴

「軽取不応，重按始得」というのは，軽く触れた時には脈がわからず，力を入れて強く押すとわかることである。

②診察ポイント

ａ．40％以上の力を入れると脈がわかる。

③図解（図17）

浮・中の部位では脈がわからず，沈の段階でしか出てこない。脈の形は変化していない。リズムに異常がなく，脈の広さは２本分の幅（正常），脈の回数は７個波（正常），脈の力は５本分の幅（正常）である。

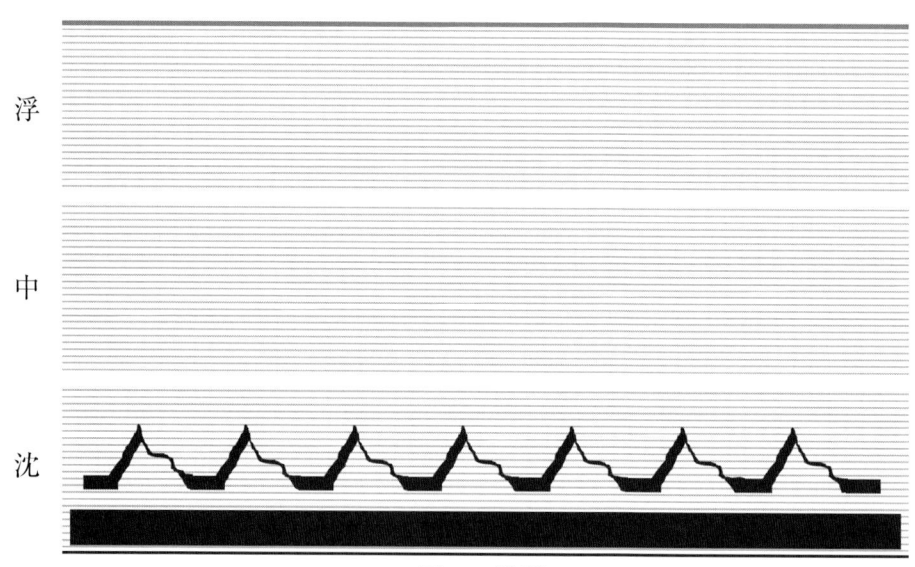

図17　沈脈

④病理状態

八綱弁証の見方では，沈脈は病の部位が裏にあることを示す。邪気の種類により，たくさんの兼ねる脈が見られる。人によって異なり，正気不足になっていない場合には，「沈而有力」の脈が見られ，正気不足になっている場合には，「沈而無力」の脈が見られ

る。

3　数脈
①特徴
「数脈息間常六至」というのは，1回の呼吸の中で，脈が6回以上跳ぶことである。
②診察ポイント
　a．脈の回数が1分間に90回以上（臨床時は85〜89回でもやや速いと考える）である。
③図解（図18）
　浮・中・沈の部位には関わりがなく，脈の形は変化していない。リズムに異常がなく，脈の広さは2本分の幅（正常），脈の回数は9個波以上，脈の力は5本分の幅（正常）である。

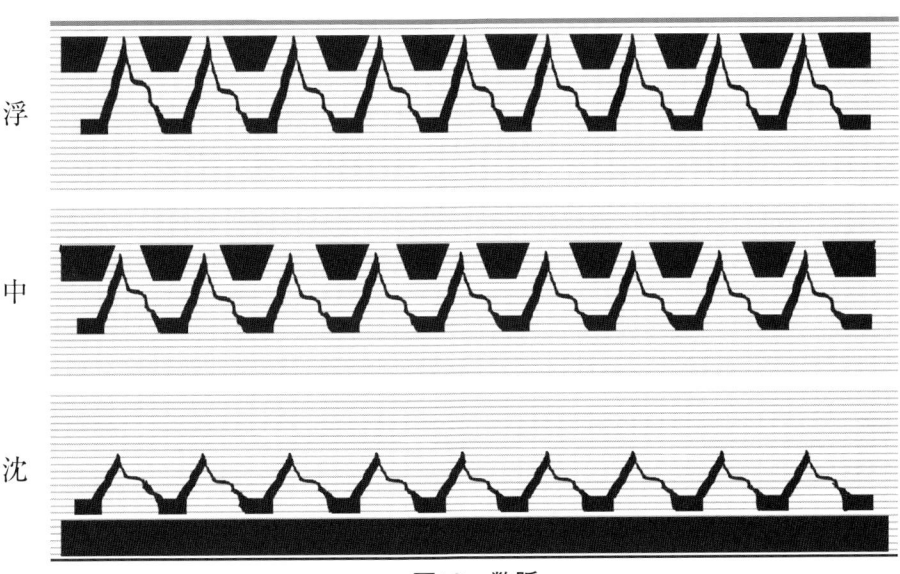

図18　数脈

④病理状態
　八綱弁証の見方では，数脈は体に熱の病理状態があることを示す。人によって異なり，正気不足になっていない場合には，「数且有力」の脈がよく見られ，栄養不足になった場合には，「数且細」の脈がよく見られる。

4　遅脈
①特徴
「脈来緩慢三四至」というのは，1回の呼吸の中で，脈が3ないし4回跳ぶことである。
②診察ポイント
　a．脈の回数が1分間に60回（臨床時には65回以下も含める）以下である。

③図解（図19）

浮・中・沈の部位には関わりがなく，脈の形は変化していない。リズムに異常がなく，脈の広さは2本分の幅（正常），脈の回数は6個波以下，脈の力は5本分の幅（正常）である。

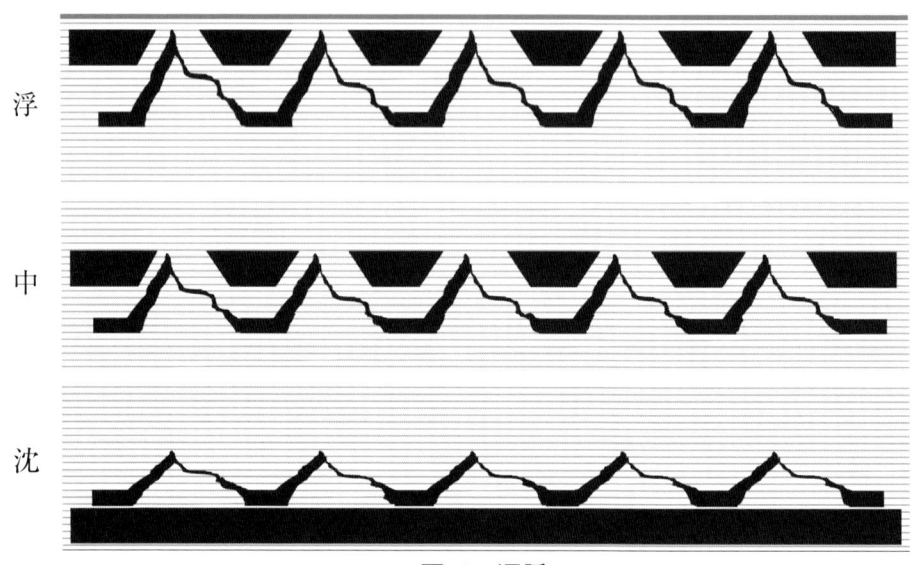

図19　遅脈

④病理状態

八綱弁証の見方では，遅脈は体に寒の病理状態があることを示す。人によって異なり，正気不足になっていない場合には，「遅且有力」の脈がよく見られ，正気不足になっている場合には，「遅且無力」の脈がよく見られる。

5　実脈

①特徴

「脈来充盛，応指幅幅，挙按皆然」というのは，脈の部位には関わりがなく，脈の力が強い，または，脈が広いか長いかということである。

②診察ポイント

a．浮・中・沈の部位には関わりがなく，脈がわかっている部位でもう1回力を加えて押し，その反発力が強いことを「有力」と言う。

b．脈の広さが大きい。

c．脈の峯の形が変化している。

d．脈のリズムに異常がある。

e．長脈である。

③図解

実脈の例として有力脈（図20）を掲げた。一般的に，浮・中・沈の部位や脈の回数（波の個数）には関わりがなく，脈の力が5本分以上の幅である（または，脈の形が変化したり，リズムに異常があったり，脈の広さが2本分以上の幅の場合がある。ほかに，長脈の場合もある）。

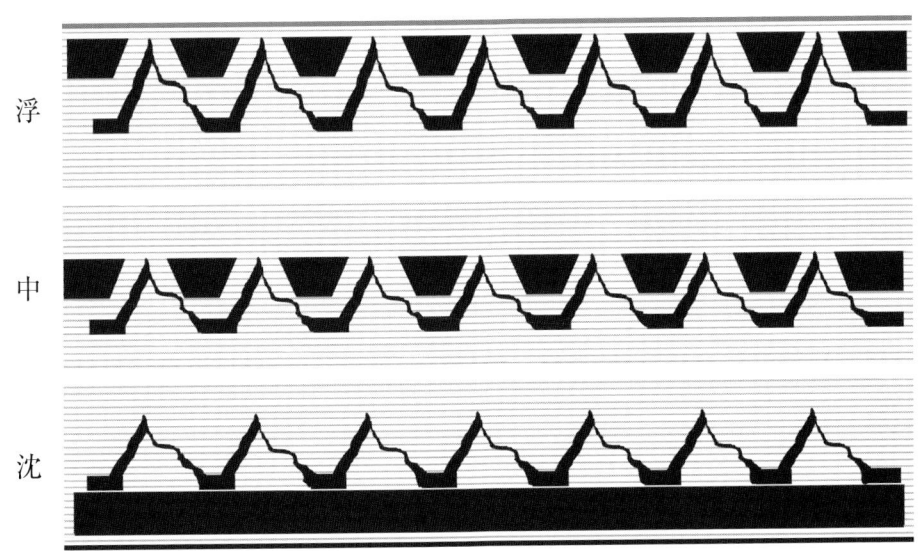

図20　実脈の例：有力脈

④病理状態

八綱弁証の見方では，実脈は体が実している病理状態を示す。それは，体内に異常な排泄物が詰まっているか，気血の流れが異常になっている状態である。

6　虚脈

①特徴

「挙之無力，按之空虚，応指松軟」というのは，脈の部位には関わりがなく，脈の力が弱いことである。

②診察ポイント

a．浮・中・沈の部位には関わりがなく，脈がわかっている部位でもう1回力を加えて押すと，その反発力が弱いことを「無力」と言う。。

b．脈の広さが小さい。

c．短脈である。

③図解

虚脈の例として無力脈（図21）を掲げた。浮・中・沈の部位や脈の回数（波の個数）には関わりがなく，脈の形は変化していない。リズムに異常はないが，脈の力が5本分の幅に足りない，あるいは，脈の広さが2本分の幅に足りない，もしくは短脈である。

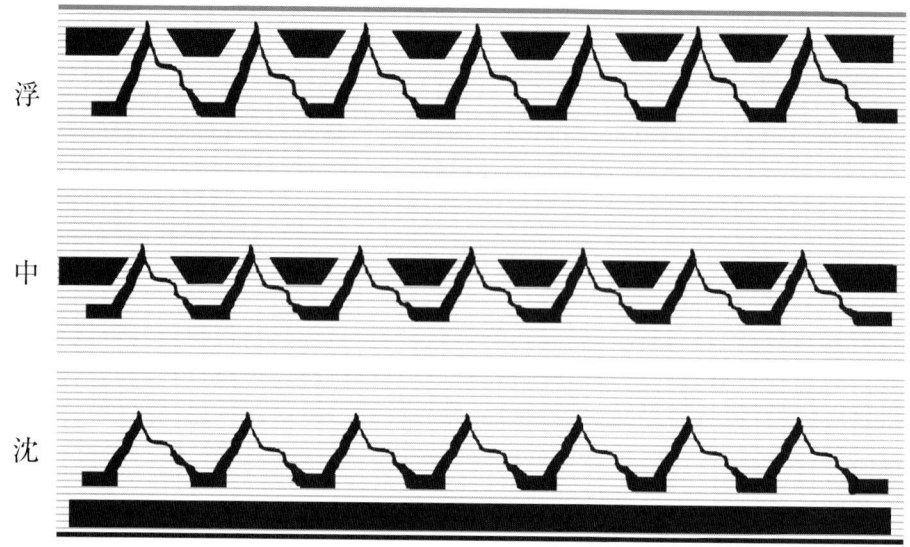

図21　虚脈の例：無力脈

④病理状態

　八綱弁証の見方では，虚脈は体が虚している病理状態を示す。それには，働き不足と栄養不足という二つのタイプがある。伝統医学（中医学・東洋医学）では，無力脈を働きの不足と考え，細脈を栄養不足と考える。《新・臨床中医学》の見方では，無力脈も細脈も虚している病理状態であり，もし遅脈と同時に出現した場合には陽気不足，数脈と同時に出現した場合には栄養不足，脈が遅くも速くもない場合には気の不足と考える。

二　各脈類

　六祖脈に基づいて，共通の特徴を持っている脈をグループに分類する。それらの脈のグループを「脈類」と言う。すなわち，浮脈類・沈脈類・数脈類・遅脈類・実脈類・虚脈類があり，さらに，臨床時にわかりやすいように，大脈類・細脈類・形異常の脈類・リズム異常の脈類・特別の脈類に分けて説明する。

（一）浮脈類

　浮脈類の脈の特徴は，軽く（0〜20％の力）触れると脈がわかることである。その内，0〜5％，5〜10％，10〜15％，15〜20％の力でわかる脈をそれぞれ分けて考える。
　28種の脈の中では，浮脈・洪脈・芤脈・革脈・濡脈・散脈が浮脈の特徴を持っている。さらに，それらの脈はほかにも各々の特徴を持っているので，脈のさわり方と病理状態の違いを明らかにして，鑑別できるように説明する。

1 浮脈

①特徴

「軽按即得，重按反減，挙之有余，按之不足」というのは，軽く触れると脈がわかり，力を入れて押すと，その反発力が強くもなく弱くもないことである。

②診察ポイント

　a．一般的に，0～5％の力でさわると脈がわかる。

　b．押した後の反発力（脈の力）が正常である。

③図解（図22）

浮の部位で，脈の波の峯が表皮層より出てきている（浮脈類）。脈の形は変化していない。リズムに異常がなく，脈の広さは2本分の幅（正常），脈の回数は7個波（正常），脈の力は5本分の幅（正常）である。

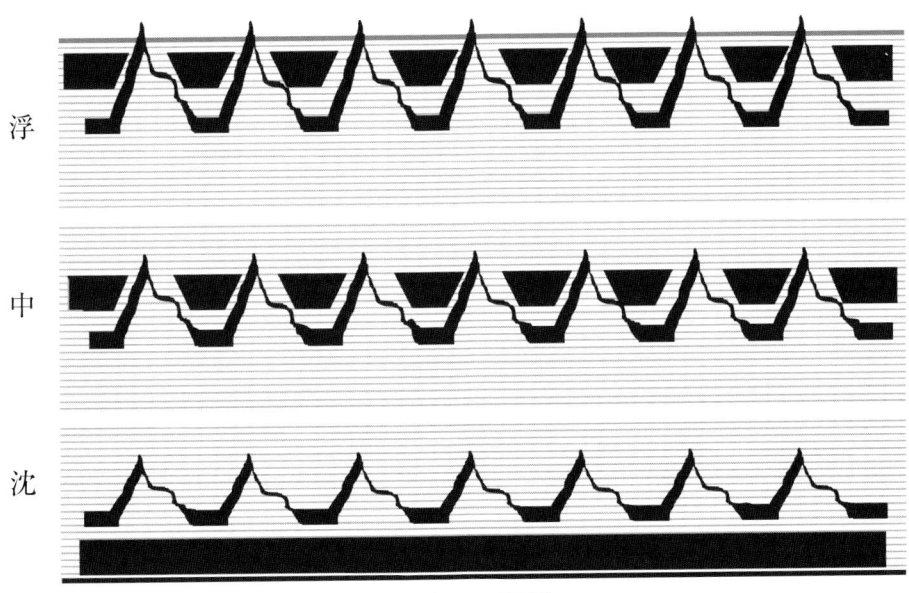

図22　浮脈

④病理状態

八綱弁証の見方では，浮脈は病の部位として表に現すことを示す。伝統医学では，外邪が体表に入ると，人体の正気が表に向かって抵抗するため，浮脈が見られるといわれてきた。外邪の種類により，風寒の邪気が侵入した場合には，「浮遅」の脈がよく見られ，風熱の邪気が侵入した場合には，「浮数」の脈がよく見られ，正気がある場合には，「浮且有力」の脈がよく見られ，正気不足になっている場合には，「浮且無力」の脈がよく見られる。

2　洪脈

①特徴

「脈形寛大，来盛去衰，滔々満指」というのは，脈が洪水のようにやって来て，水の流れが広くて大量であるようなイメージのことである。

②診察ポイント

a．一般的に，0～5％の力で触れると脈がわかる。

b．脈の広さが大きい（大脈）。

c．脈の力が強い（有力脈）。

③図解（図23）

浮の部位で，脈の波の峯が表皮層より出てきている（浮脈類）。脈の形は変化していない。リズムに異常がなく，脈の広さは2本分の幅を超えていて（大脈），脈の回数は7個波（正常），脈の力は5本分の幅を超えている（実脈）。

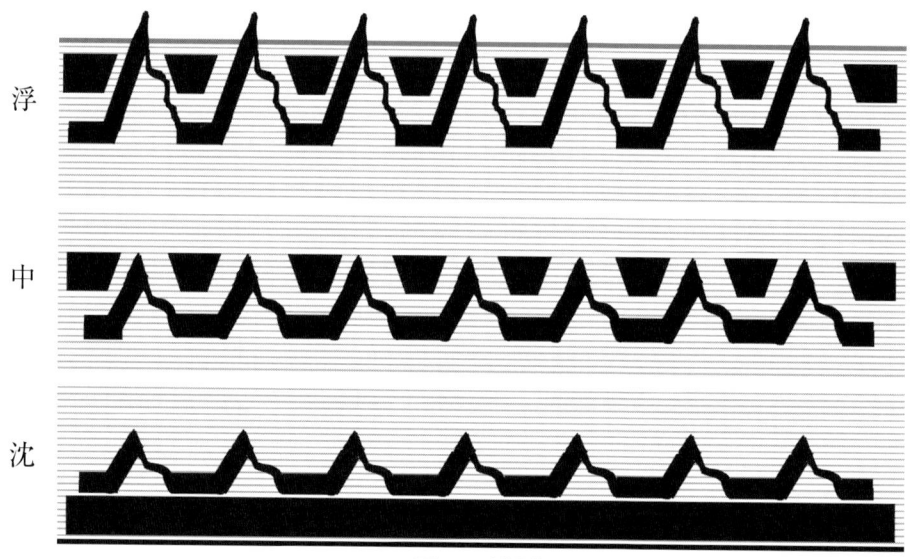

図23　洪脈

④病理状態

洪脈の特徴は，浮いていて，広さが大きく，力が強いことである。浮脈は表の病理状態を示し，大脈の病理状態も，有力の病理状態も，実していることを示している。合わせてみると，「表の実・実」の病理状態と考えられる（臨床時には表の病理状態がなくてもよい）。

⑤複合脈のポイント：**浮・大・有力**

3　芤脈

①特徴

「浮大中空，如按葱管，応指而軟」というのは，葱に触れたようで，表面ですぐに脈が分かり，押すと空洞感があるようなイメージのことである。

②診察ポイント

　a．一般的に，5〜10％の力で触れると脈がわかる。

　b．脈の力が弱い（無力脈）。

③図解（図24）

脈の波の峯が表皮層より出てきている（浮脈類）。脈の形は変化していない。リズムに異常がなく，脈の広さは2本分の幅（正常），脈の回数は7個波（正常），ただし脈の力は5本分の幅に足りない（従来の臨床では2本分の幅の場合が多かった）。

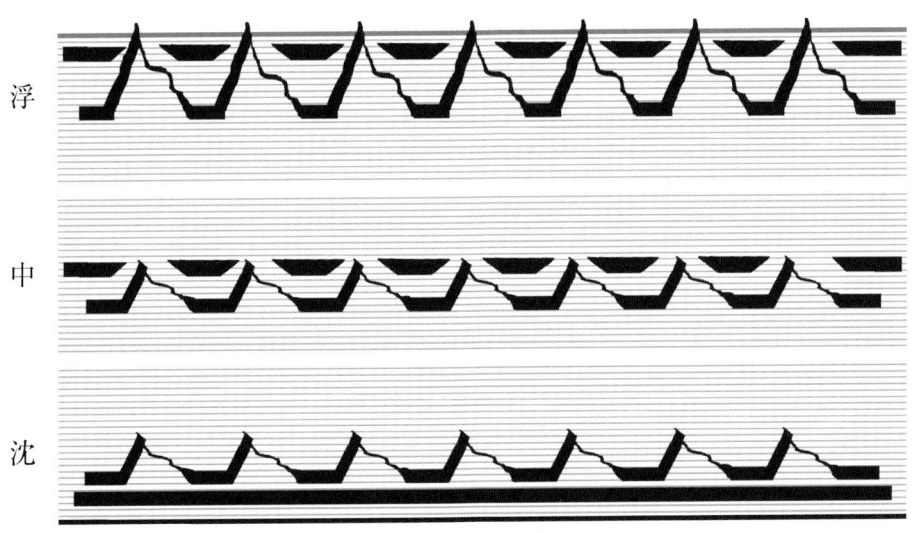

図24　芤脈

④病理状態

芤脈の特徴は，浮いていて，力が弱いことである。浮脈は表の病理状態を示し，無力の脈は虚している病理状態を示している。合わせてみると，「表と虚」の病理状態と考えられる。

⑤複合脈のポイント：**浮・無力**

4　革脈

①特徴

「中空外堅，如按鼓皮」というのは，太鼓の表革部分のように広い感じがし，さらに押すと，空洞感があるようなイメージのことである。

②診察ポイント

　a．一般的に，5〜10％の力で触れると脈がわかる。

　b．脈の広さが大きい。

c．脈の力が弱い。
③図解（図25）

浮の部位で，脈の波の峯が表皮層より出てきている（浮脈類）。脈の形は変化していない。リズムに異常がなく，脈の広さは2本分の幅を超えていて，脈の回数は7個波（正常），脈の力は5本分の幅に足りない。

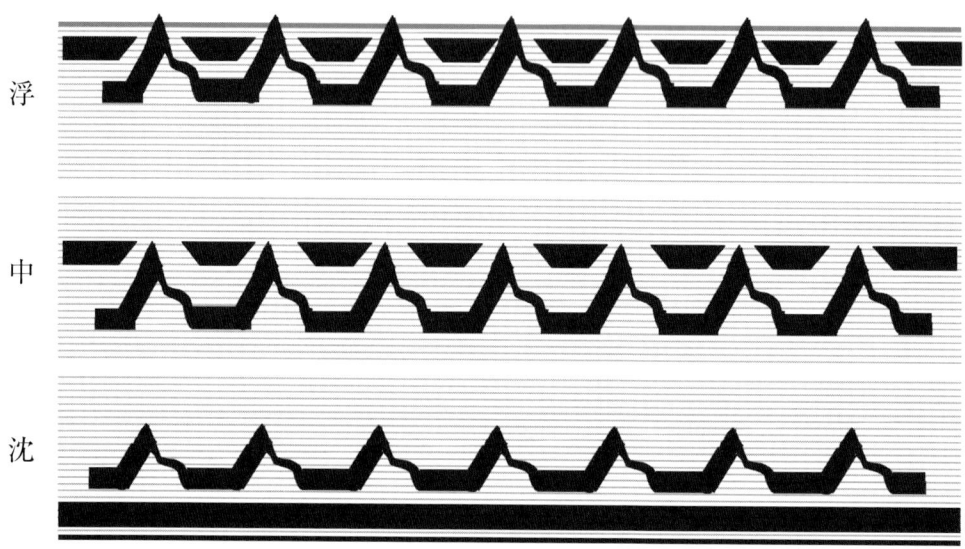

図25　革脈

④病理状態

革脈の特徴は，浮いていて，広さが大きく，力が弱いことである。浮脈は表の病理状態を示し，大脈は実している病理状態を示し，無力は虚している病理状態を示している。合わせてみると，「表の実と虚」の病理状態のことである。

⑤複合脈ポイント：**浮・大・無力**

5　濡脈

①特徴

「浮而細軟，応指少力，如棉浮水，軽手応得，重按不顕」というのは，綿が水の上に浮いているような状態で，軽く触れると脈がわかるが，逆に，押したら分かりにくくなるようなイメージのことである。

②診察ポイント

a．一般的に，5～10％の力で触れると脈がわかる。

b．脈の広さが小さい。

c．脈の力が弱い。

③図解（図26）

浮の部位で，脈の波の峯が表皮層より出てきている（浮脈類）。脈の形は変化していない。リズムに異常がなく，脈の広さは2本分の幅に足りず（従来の臨床では1本分の幅の場合が多かった），脈の回数は7個波（正常），脈の力は4本分の幅に足りない（従来の臨床では2本分の幅の場合が多かった）。

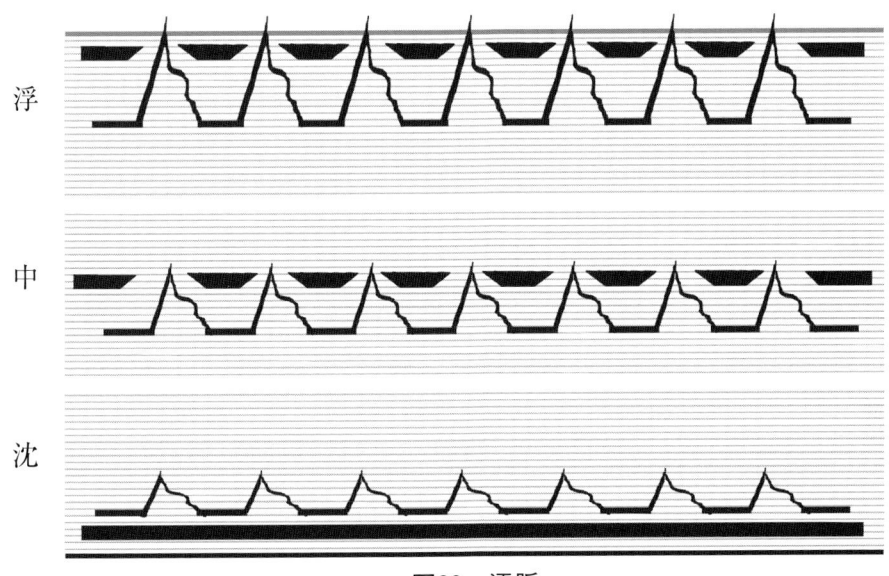

図26　濡脈

④病理状態

濡脈の特徴は，浮いていて，広さが小さくて，力が弱いことである。浮脈は表の病理状態を示し，細脈は虚している病理状態を示している。力が弱い脈も，虚している病理状態を示している。合わせてみると，「表の虚・虚」の病理状態と考えられる。《新・臨床中医学》の見方では，脈の数に合わせてその病理状態を決める。

⑤複合脈のポイント：**浮・細・無力**

6　散脈

①特徴

「浮大無根，応指散漫，按之消失，節率不斉」というのは，水の上に油が浮いているような状態で，触れられたり触れられなかったり，押したら消えてしまうようなイメージのことである。

②診察ポイント

　a．一般的に，10〜20％の力で触れると脈がわかる。

　b．脈のリズムに異常（強かったり弱かったり，速かったり遅かったり）がある。

　c．脈の力が弱い。

③図解（図27）

脈の波の峯が表皮層より出てきている（浮脈類）。脈の形は変化していない。リズムに異常（強かったり弱かったり，速かったり遅かったり）があり，脈の広さは2本分の幅（正常），脈の回数は7個波（正常），脈の力は5本分の幅に足りない（従来の臨床では2本分以下の幅の場合が多かった）。

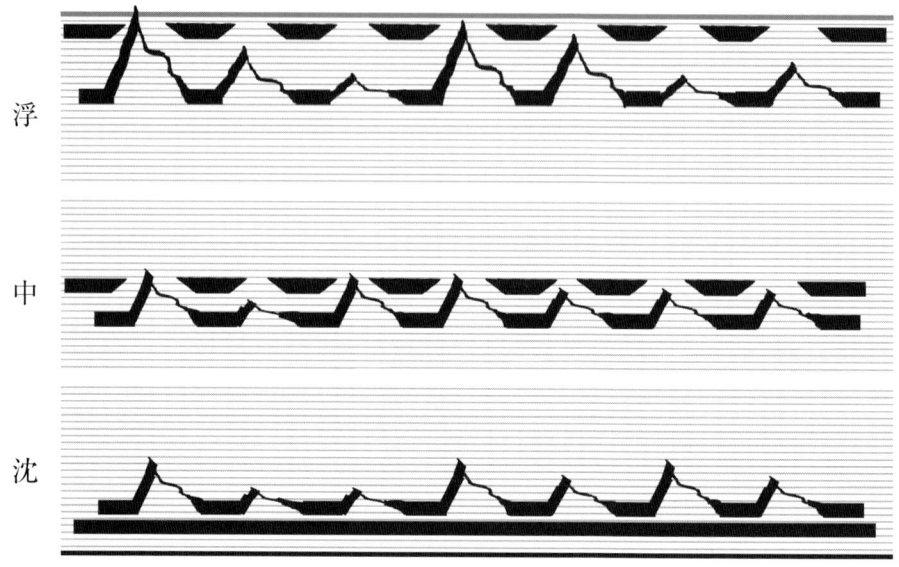

図27　散脈

④病理状態

散脈の特徴は，浮いていて，リズムに異常があり，力が弱いことである。浮脈は表の病理状態を示し，リズムの異常な脈は血液の流れの異常（伝統医学では「血の流れの異常」と言う）と考えられ，無力の脈は虚している病理状態を示している。合わせてみると，「表の虚の血の流れの異常」の病理状態と考えられる。

⑤複合脈のポイント：**浮・無力・リズムの異常**

■浮脈類の図解の区別表

脈名	脈象	部位	回数	リズム	形	広さ	脈力	病態
浮脈	軽按即得	0〜5%	7	正常	変化無	2	5	表
洪脈	状如洪水	0〜5%	7	正常	変化無	2以上	5以上	表の実・実
芤脈	如按葱管	5〜10%	7	正常	変化無	2	5以下	表と虚
革脈	中空外堅	5〜10%	7	正常	変化無	2以上	5以下	表の実と虚
濡脈	如綿浮水	5〜10%	7	正常	変化無	2以下	5以下	表の虚・虚
散脈	水上浮油	10〜20%	7	異常	変化無	2	5以下	表の虚の血の流れの異常

（二）沈脈類

　沈脈類の特徴は，40％以上の力で押すと脈がわかることである。その内，40～60％，60～80％，80％以上の力でわかる脈をそれぞれ分けて考える。

　28種の脈の中では，沈脈・伏脈・牢脈・微脈が沈脈の特徴を持っていいる。さらに，それらの脈はほかにも各々の特徴を持っているので，脈のさわり方と病理状態の違いを明らかにして，鑑別できるように説明する。

　従来は，冬の季節と肥っている人に，沈脈がよく見られるといわれた。

1　沈脈
（⇨ 22 ページを参照）

2　伏脈
①特徴
「伏脈推筋着骨尋」というのは，40％の力を入れて押した時にもわかりにくく，強い力で押しても左右を探さなければならないような，脈が埋伏しているイメージのことである。

②診察ポイント
ａ．80％以上の力を入れて押すと，脈がわかってくる。

③図解（図28）
　浮・中の部位には脈の波が出てなく，かなり沈の部位でしか脈がわからない。脈の形

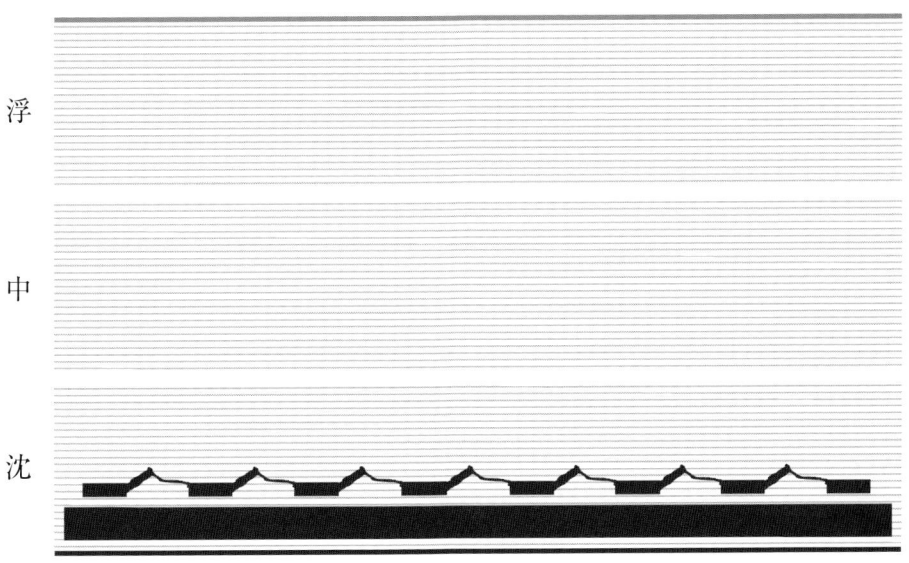

図28　伏脈

は変化していない。リズムに異常がなく，脈の広さは2本分の幅（正常），脈の回数は7個波（正常），脈の力は5本分の幅（正常）である。
　④病理状態
　伏脈は「裏の裏」の病理状態を示している。

3　牢脈

①特徴

「弦長実大脈牢堅」というのは，脈が長くて大きく，硬くて弾力がある弦脈のようなイメージのことである。

②診察ポイント

　a．40％以上の力を入れて押すと，脈がわかってくる。

　b．脈の広さが大きい。

　c．脈の力が強い。

　d．脈の峯の形が平らである。

③図解（図29）

　浮と中の部位には脈の波が出てなく，沈の部位でしか脈がわからない。脈の形は平ら（弦脈）に変化している。リズムに異常がなく，脈の広さは2本分の幅を超えていて，脈の回数は7個波（正常），脈の力は5本分の幅を超えている。

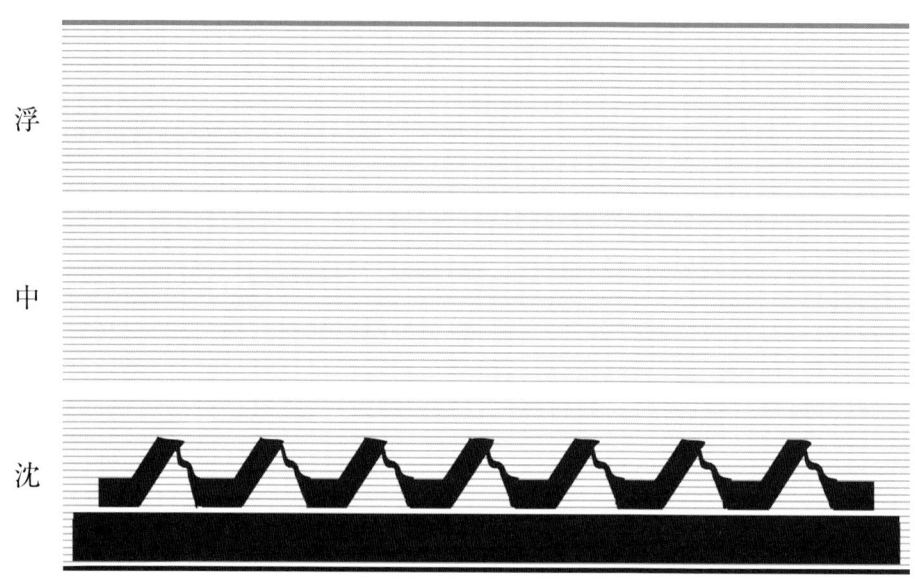

図29　牢脈

④病理状態

　牢脈の特徴は，沈んでいて，広さが大きく，力が強く，弾力があることである。沈脈は裏の病理状態を示し，大脈も有力脈も実している病理状態を示し，弦脈は気血の流れ

の異常を示している。合わせてみると,「裏の実・実の気血の流れの異常」の病理状態と考えられる。

⑤複合脈のポイント：**沈・大・弦・有力**

4　微脈

①特徴

「微脈細軟無力而見沈」というのは,微脈は極めて細くて無力で,強く押しても分かりにくいということである。

②診察ポイント

　a．60％以上の力で押すと,脈がわかる。
　b．脈の広さが非常に小さい。
　c．脈の力が非常に弱い。

③図解（図30）

浮と中の部位には脈の波が出てなく,沈の部位でしか脈がわからない。脈の形は変化していない。リズムに異常がなく,脈の広さは2本分の幅に足りず（従来の臨床では1本分の幅の場合が多かった）,脈の回数は7回（正常）,脈の力は5本分の幅に足りない（従来の臨床では2本分以下の幅の場合が多かった）。

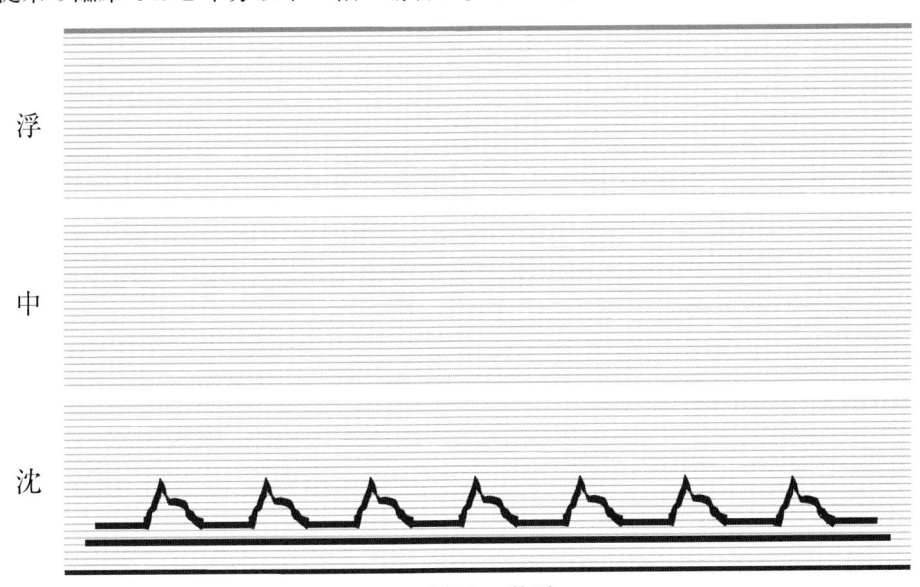

図30　微脈

④病理状態

微脈の特徴は,沈んでいて,広さが小さく,力が弱いことである。沈脈は裏の病理状態を示し,細脈も無力脈も虚している病理状態を示している。合わせてみると,「裏の虚・虚」の病理状態と考えられる。

⑤複合脈のポイント：**沈・細・無力**

■沈脈類の図解の区別表

脈名	脈象	部位	回数	リズム	形	広さ	脈力	病態
沈脈	重按始得	40％以上	7	正常	変化無	2	5	裏
伏脈	重々始得	80％以上	7	正常	変化無	2	5	裏の裏
牢脈	重按弦長	40％以上	7	正常	平ら	2以上	5以上	裏の実・実の気血の流れ異常
微脈	重按細無力	60％以上	7	正常	変化無	2以下	5以下	裏の虚・虚

（三）数脈類

　数脈類の特徴は，脈図に即して説明すれば，浮・中・沈という三つの部位には関わりがなく，ただ脈の回数が1分間に90回以上（臨床時には85回以上とする）であることである。

　28種の脈の中では，数脈・促脈が数脈の特徴を持っている。さらに，それらの脈はほかにも各々の特徴を持っているので，脈のさわり方と病理状態の違いを明らかにして，鑑別できるように説明する。

　ただし，特例としては，子供の脈は速く，1分間に110回，赤ちゃんでは120回になることもある。

1　数脈
（⇨ 23ページを参照）

2　促脈
①特徴
「脈来急数時一止」というのは，脈の回数が多くて，時々止まることである。
②診察ポイント
　a．脈の回数が多く，止まった回数も入れて計算すると，1分間に90回以上（臨床時には85回以上とする）である。
　b．脈が時々止まる（不規則な止まり）。
③脈の図解（図31）
　浮・中・沈の部位には関わりがなく，脈の形は変化していない。リズムに異常（不規則に止まる）があり，脈の広さは2本分の幅（正常），脈の回数は9個（止まった回数も含める）の波，脈の力は5本分の幅（正常）と考えられる。

浮

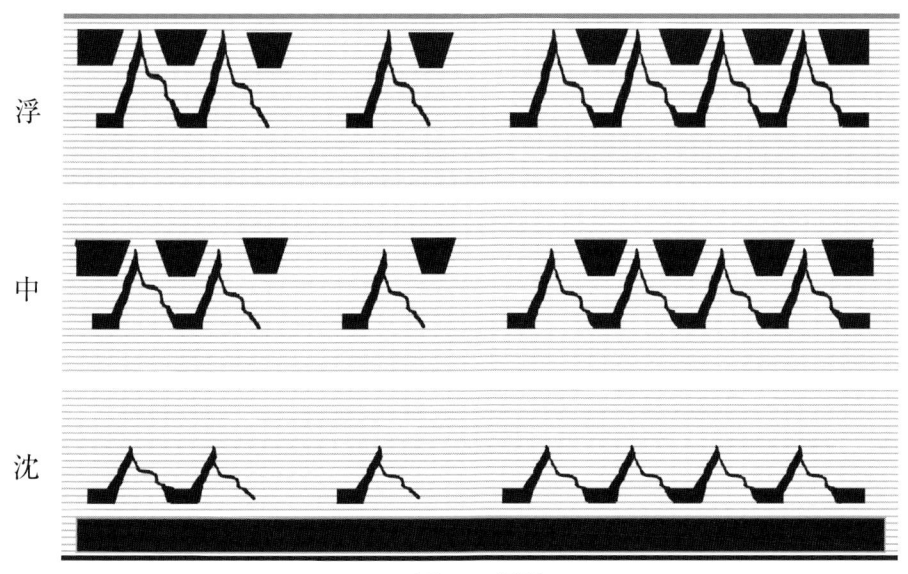

中

沈

図31　促脈

④病理状態

促脈の特徴は，速いことと，リズムに異常が見られることである。数脈の病理状態は熱で，リズムに異常がある病理状態は血の流れに異常があることを示す。合わせてみると，「熱と血の流れの異常」の病理状態である。

⑤複合脈のポイント：**数・リズムの異常**（不規則な止まり）

■数脈類の図解の区別表

脈名	脈象	部位	回数	リズム	形	広さ	脈力	病　態
数脈	脈来急数		9以上	正常	変化無	2	5	熱
促脈	数止無定数		9以上	異常（止）	変化無	2	5	熱と血の流れの異常

（四）遅脈類

遅脈類の特徴は，脈図に即して説明すれば，脈が1分間に60回以下（臨床時では65回以下）であることである。

28種の脈の中では，遅脈・緩脈・結脈・代脈が遅脈の特徴を持っている。さらに，それらの脈はほかにも各々の特徴を持っているので，脈のさわり方と病理状態の違いを明らかにして，鑑別できるように説明する。

一般的に，遅脈はスポーツ選手，安静状態，入眠後に出現しやすいといわれる。

1　遅脈

(⇨23ページを参照)

2　緩脈

①特徴

「従容和緩不疾不徐」というのは，脈がゆったりとしていることである。

②診察ポイント

　a．脈の回数が遅い（臨床時にはやや遅い61～65回／分）。

　b．脈の力が弱い（従来の臨床では，脈の力がやや弱い）。

③図解（図32）

　浮・中・沈の部位には関わりがなく，脈の形は変化していない。リズムに異常がなく，脈の広さは2本分の幅（正常），脈の回数は6個以下の波，脈の力は5本分の幅に足りない。

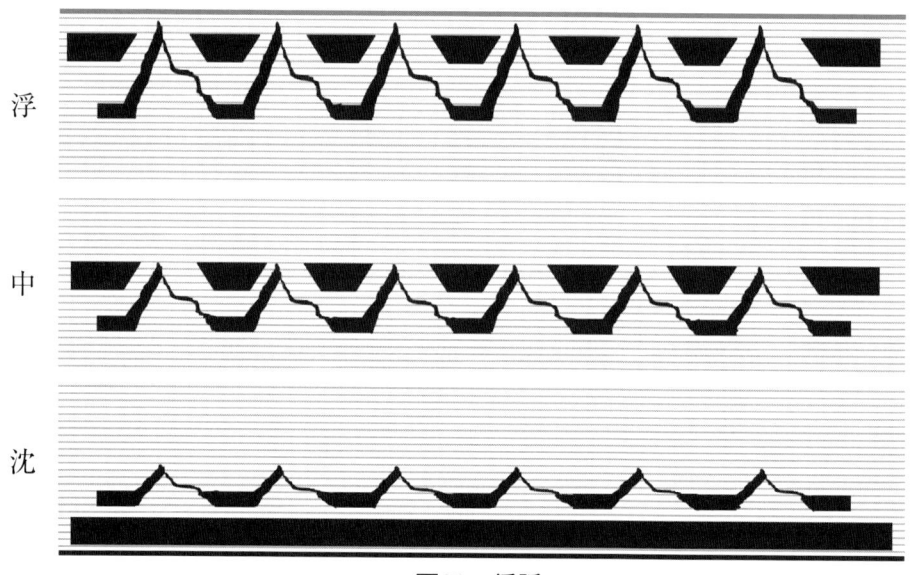

図32　緩脈

④病理状態

　緩脈の特徴は，やや遅くて，力が弱いことである。無力の脈は虚している病理状態と考えられ，もし脈の回数が1分間に65回以下であるなら，寒の病理状態を伴う可能性が高い。合わせてみると，「寒と虚」（陽気不足）の病理状態と考えられる。

　⑤複合脈のポイント：**遅・無力**

3　結脈

①特徴

「結脈緩而時一止」というのは，結脈がゆっくりで，回数が少なく，時々止まることである。

②診察ポイント

a．脈の回数が少なく，止まった回数も入れて計算すると，1分間に60回以下（臨床時には65回以下とする）である。

b．脈が時々止まる（不規則な止まり）。

③図解（図33）

浮・中・沈の部位には関わりがなく，脈の形は変化していない。リズムに異常があり，脈の広さは2本分の幅（正常），脈の回数は6個以下の波，脈の力は5本分の幅（正常）である。

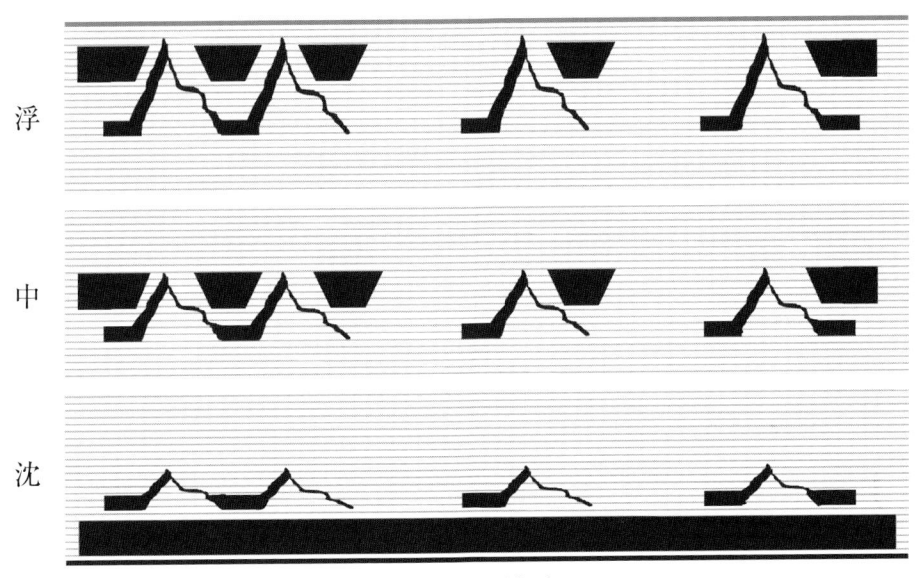

図33　結脈

④病理状態

結脈の特徴は，遅くて，リズムに異常があることである。遅脈は，寒の病理状態と考えられ，リズムに異常がある脈は，血の流れの異常の病理状態と考えられる。合わせてみると，「寒と血の流れの異常」（寒凝瘀血）の病理状態と考えられる。

⑤複合脈のポイント：**遅・リズムの異常**（不規則な止まり）

4　代脈

①特徴

「代脈緩止有定数」というのは，脈がやや遅くて，かつ時々規則的に止まることである。

②診察ポイント

a．脈の回数が少なく，止まった回数も入れて計算すると，1分間に60回以下（臨床

時には65回以下）である。
　b．脈が時々止まる（規則的な止まり）。
　c．脈の力が弱い。
③図解（図34）

　浮・中・沈の部位には関わりがなく，脈の形は変化していない。リズムに異常（臨床的には規則的な止まり）があり，脈の広さは2本分の幅（正常），脈の回数は6個以下の波，脈の力は5本分の幅に足りない（従来の臨床では3本分以下の場合が多かった）。

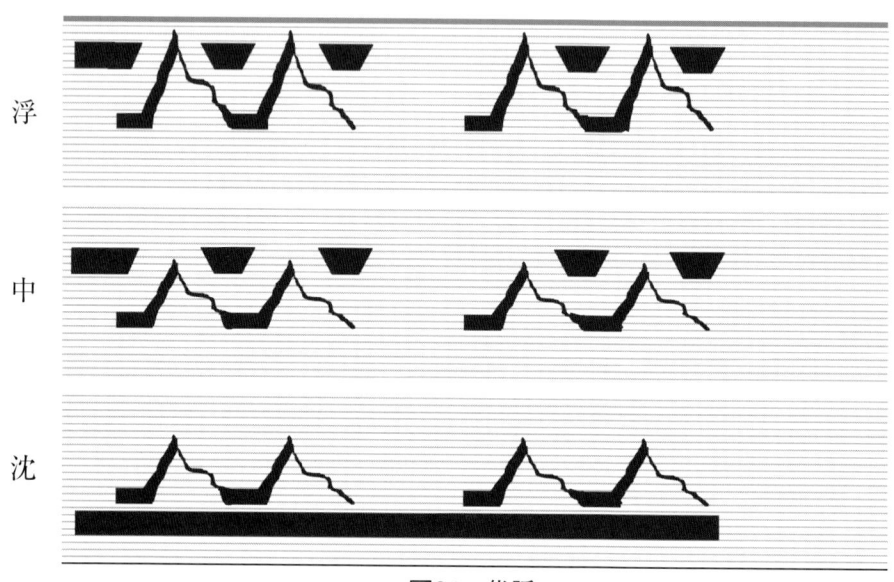

図34　代脈

④病理状態

　代脈の特徴は，遅くて，力が弱く，リズムに異常があることである。遅脈は寒の病理状態を示し，リズムに異常がある脈は血の流れの異常の病理状態と考えられる。無力の脈は虚している病理状態を示している。合わせてみると，「寒と虚の血の流れの異常」（陽気虚の寒凝瘀血）の病理状態と考えられる。

　⑤複合脈のポイント：**遅・無力・リズムの異常**（規則的な止まり）

■遅脈類の図解の区別表

脈名	脈象	部位	回数	リズム	形	広さ	脈力	病態
遅脈	脈来緩慢		6以下	正常	変化無	2	5	寒
緩脈	従容和緩		6以下	正常	変化無	2	5以下	寒と虚
結脈	緩止無定数		6以下	異常（止）	変化無	2	5	寒と血の流れの異常
代脈	緩止有定数		6以下	異常（止）	変化無	2	5以下	寒と虚の血の流れの異常

（五）大脈類

　大脈類が持っている特徴は，六祖脈の病理状態から言うと，実脈類に属する。さらに，脈のさわり方や鑑別方法などから考え，特別な脈類に分けて説明する。脈図に即して説明すれば，脈の部位や波の個数（脈の回数）やリズムや力などには関わりがなく，脈の広さが大きいことである。

　28種の脈の中では，大脈・洪脈・革脈・牢脈が大脈の特徴を持っている。さらに，それらの脈はほかにも各々の特徴を持っているので，脈のさわり方と病理状態の違いを明らかにして，鑑別できるように説明する。

1　大脈
①特徴
「脈体広大」というのは，指の下で脈が正常な脈の広さより大きく感じられることである。
②診察ポイント
　a．脈の広さが大きい（シャープペンシルを例にとれば，芯を出して，ペンの太い部分と細い部分と芯の部分を別々にさわると，その広さ〔太さ〕が異なる。ペンの細い部分を正常の広さとすれば，太い部分が大脈，芯の部分が細脈である）。
③脈の図解（図35）
　浮・中・沈の部位には関わりがなく，脈の形は変化していない。リズムに異常がなく，脈の広さは2本分の幅を超え，脈の回数は7個波（正常），脈の力は5本分の幅（正常）

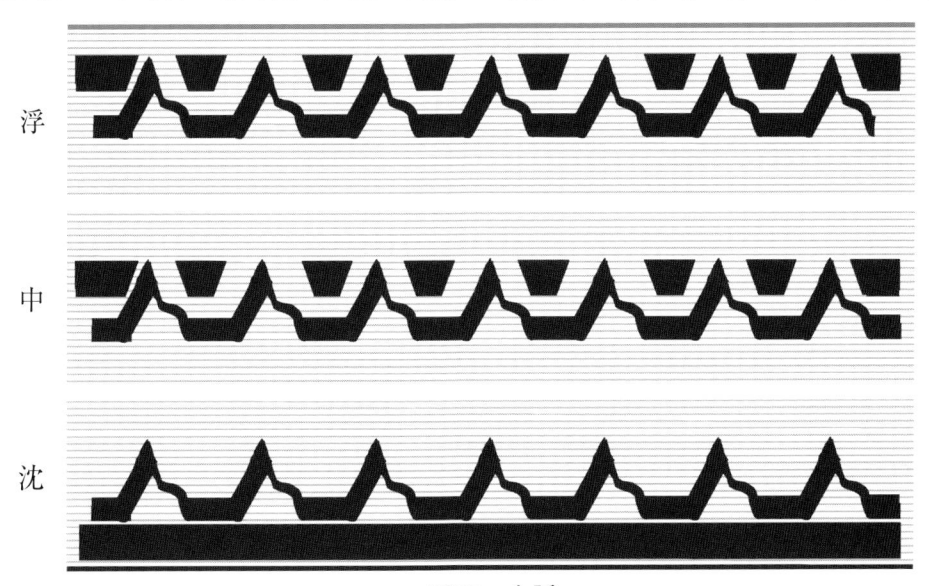

図35　大脈

である。
　④病理状態

臨床時には，大脈の病理状態は実していることを示している。

2　洪脈

(⇨ 28 ページを参照)

3　革脈

(⇨ 29 ページを参照)

4　牢脈

(⇨ 34 ページを参照)

■大脈類の図解の区別表

脈名	脈　象	部位	回数	リズム	形	広さ	脈力	病　　態
大脈	指下広大	中	7	正常	変化無	2以上	5	実
洪脈	状如洪水	浮	7	正常	変化無	2以上	5以上	表の実・実
革脈	中空外堅	浮	7	正常	変化無	2以上	5以下	表の実と虚
牢脈	重按弦長	沈	7	正常	平ら	2以上	5以上	裏の実・実の気血の流れの異常

（六）細脈類

　細脈類が持っている特徴は，六祖脈の病理状態から言うと，虚脈類に属する。さらに，脈のさわり方や鑑別方法などから考え，特別な脈類に分けて説明する。脈図に即して説明すれば，脈の部位や波の個数（脈の回数）やリズムや力などには関わりがなく，脈の広さが小さいことである。

　28種の脈の中では，細脈・濡脈・弱脈・微脈が細脈の特徴を持っている。さらに，それらの脈はほかにも各々の特徴を持っているので，脈のさわり方と病理状態の違いを明らかにして，鑑別できるように説明する。

1　細脈

①特徴

「脈如細線，按之応指」というのは，細脈が，指の下で正常な脈の広さよりも小さく感じられるということである。

②診察ポイント
　a．脈の広さが正常より小さい．
③図解（図36）

浮・中・沈の部位には関わりがなく，脈の形は変化していない．リズムに異常がなく，脈の広さは2本分の幅に足りず，脈の回数は7個波（正常），脈の力は5本分の幅（正常）である．

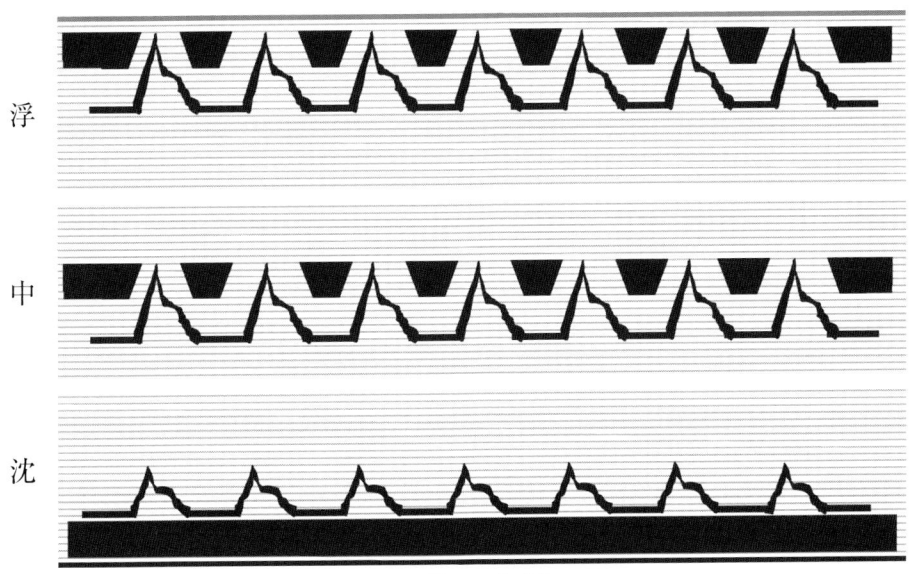

図36　細脈

④病理状態

細脈の特徴は，脈の広さが小さい（細い）ことだけである．細脈は虚している病理状態と考えられるが，しかし，何が虚しているかはまだわからない．《新・臨床中医学》の見方では，細脈は，脈の回数と合わせて，虚証（陽気虚・気虚・陰虚）を決めるほうがいいと考えている．

2　濡脈

（⇨30ページを参照）

3　微脈

（⇨35ページを参照）

4　弱脈

①特徴

「弱来無力按之柔，弱細而沈不見浮」というのは，脈が浮の部位では出てなく，脈の

力が弱くて細いことである。
　②診察ポイント
　a．20％以上の力を入れて押すと，脈がわかる。
　b．脈の広さが小さい。
　c．脈の力が弱い。
　③脈の図解（図37）
　浮の部位では脈がわからず，脈の形は変化していない。リズムに異常がなく，脈の広さは2本分の幅に足りず，脈の回数は7個波（正常），脈の力は5本分の幅に足りない。

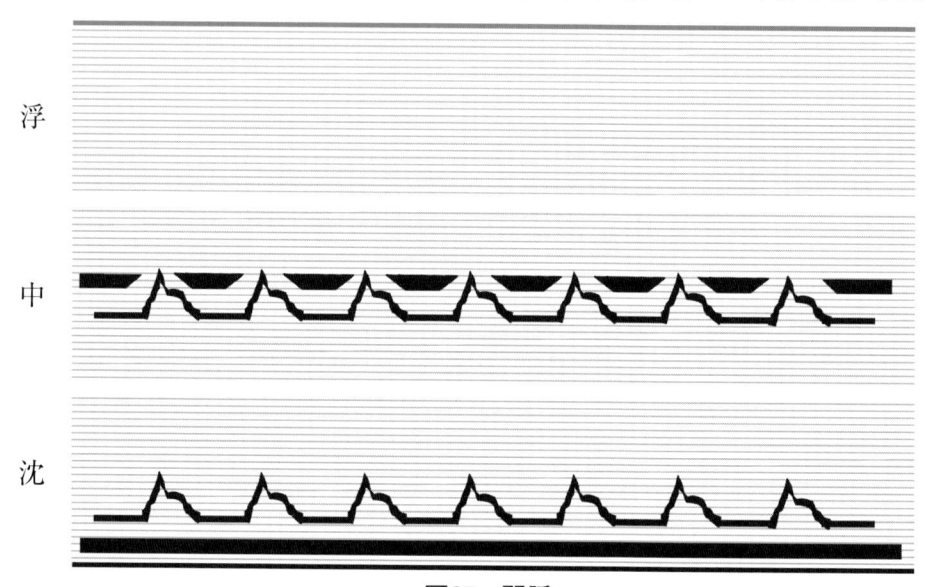

図37　弱脈

　④病理状態
　弱脈の特徴は，広さが小さく，力が弱いことである。細脈も無力脈も虚している病理状態を示している。合わせてみると，「裏の虚・虚」の病理状態と考えられる。従来は，細脈は栄養不足，無力の脈は働きの不足の病理状態とし，合わせてみると，気血の不足か陰陽の不足だと考えられてきた。だが，《新・臨床中医学》の見方では，弱脈は「虚・虚」の病理状態であることははっきりしているが，陰虚か，陽虚かは，やはり脈の回数と合わせて診断を決めるほうがいいと考える。脈診の場合には，数脈と遅脈という二つの脈が同時に出ることはありえない。だから，陰陽両虚という証は見つけにくい。
　⑤複合脈のポイント：**細・無力**

■細脈類の図解の区別表

脈名	脈象	部位	回数	リズム	形	広さ	脈力	病態
細脈	指下細小		7	正常	変化無	2以下	5	虚
濡脈	如綿浮水	浮	7	正常	変化無	2以下	5以下	表の虚・虚
弱脈	細軟不沈	中	7	正常	変化無	2以下	5以下	虚・虚
微脈	極細極軟	沈	7	正常	変化無	2以下	5以下	裏の虚・虚

（七）形脈類

　形脈類が持っている特徴は，六祖脈の病理状態から言うと，実脈類に属する。さらに，脈のさわり方や鑑別方法などから考え，特別な脈類に分けて説明する。脈図に即して説明すれば，脈の部位や波の個数（脈の回数）やリズムや力などには関わりがなく，脈の峯の部分の形が変化していることである。その病理状態は実していることである。

　28種の脈の中では，弦脈・緊脈・滑脈・動脈が形脈類の特徴を持っている。さわり方の鑑別では，弦脈と緊脈は上に跳ぶ，滑脈と動脈は横に回る。さらに，それらの脈はほかにも各々の特徴を持っているので，脈のさわり方と病理状態の違いを明らかにして，鑑別できるように説明する。

1　弦脈
①特徴
「端直以長，如按琴弦」というのは，琴の弦の両端をしっかりと引っ張って，指でその弦の上を押すと弾力があるイメージのことである。
②診察ポイント
　a．脈の弾力が強い。
　b．脈が指の下で跳ぶ（回ってはいない）。
　c．指の下でその弾力が垂直に跳ぶ。↑
③図解（図38）
　浮・中・沈の部位には関わりがなく，脈の峯の形は平らに変化している。リズムに異常がなく，脈の広さは2本分の幅（正常），脈の回数は7個波（正常），脈の力は5本分の幅（正常）である。
④病理状態
　《新・臨床中医学》の見方では，形が変化している脈は，実している病理状態として考える。その中に，異常な排泄物の病理状態と気血の流れの異常の病理状態があり，脈診による臨床の症状，所見，動き負荷テストおよび治療前後のデータから統計的に検討した結果，弦脈は気血の流れの異常（特に，激しい痛み，痒み）の病理状態とよく関係

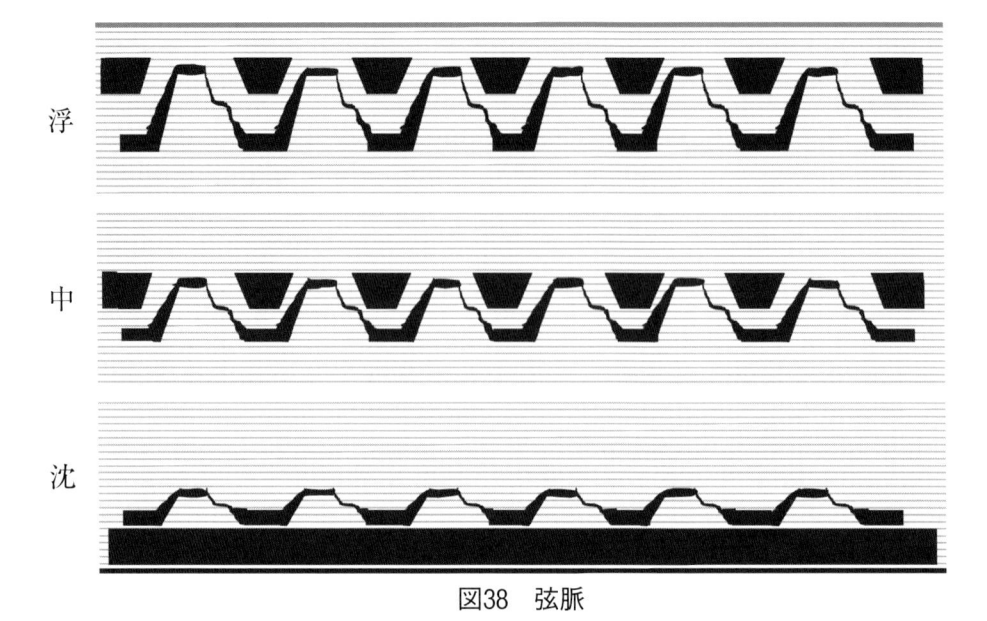

図38　弦脈

があり，異常な排泄物の病理状態とは関係がないことが解明された。

2　緊脈

①特徴

「挙如転索切如縄」というのは，指の下の脈の感覚が，大きな縄を作ろうとしている時に，たくさんの小さな縄がパラパラと跳んでいるようなイメージのことである。

②診察ポイント

a．脈の弾力が強い。

b．脈が指の下で跳ぶ（回ってはいない）。

c．弦脈と較べると，指の下で脈が上へ左右に跳ぶ。

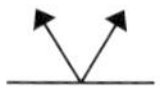

③図解（図39）

浮・中・沈の部位には関わりがなく，脈の形は縄が左右に跳んでいるように変化している。リズムに異常がなく，脈の広さは2本分の幅（正常），脈の回数は7個波（従来の見方では脈の回数がイメージ的に速いこと。臨床時に数えること），脈の力は5本分の幅（正常）である。

④病理状態

《新・臨床中医学》の見方では，形が変化している脈は実している病理状態として考える。その中には，異常な排泄物の病理状態と気血の流れの異常の病理状態があり，脈診による臨床の症状，所見，動き負荷テストおよび治療前後のデータから統計的に検討した結果，緊脈は気血の流れの異常とは関係がなく，水飲停留（薄い異常な排泄物）の病理状態とよく関係があることが解明された。

浮

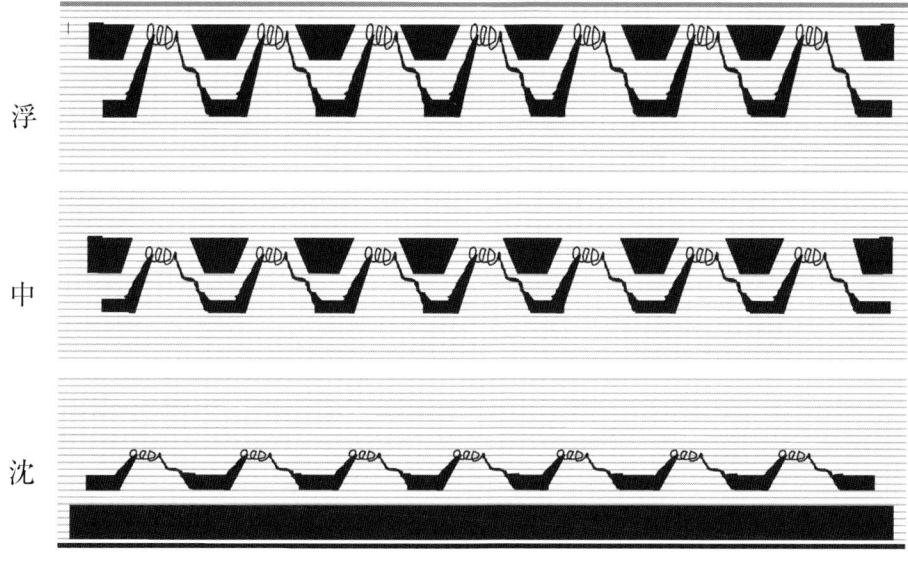

中

沈

図39　緊脈

3　滑脈

①特徴

「往来流利，如珠走盤」というのは，指の下の脈の感覚が，玉が皿の中では止まらないように，スムーズに回っているようなイメージのことである。

②診察ポイント

　a．脈の弾力がある。

　b．指の下で，玉が回っているような感じがする。

　c．同じ大きさの玉が一つの方向に回っている感覚がある。

③図解（図40）

浮・中・沈の部位には関わりがなく，たくさんの同じ大きさの玉がスムーズに回っているような形に変化している。リズムに異常がなく，脈の広さは2本分の幅（正常），脈の回数は7個波（従来の見方では脈の回数がイメージ的に速いこと。臨床時には数えること），脈の力は5本分の幅（正常）である。

④病理状態

《新・臨床中医学》の見方では，形が変化している脈は，実している病理状態として考える。その中に，異常な排泄物の病理状態と気血の流れの異常の病理状態があり，脈診による臨床の症状，所見，動き負荷テストおよび治療前後のデータから統計的に検討した結果，滑脈は湿・痰・食滞・濁（例：便秘）などの濃い異常な排泄物の病理状態とよく関係があることが解明された。

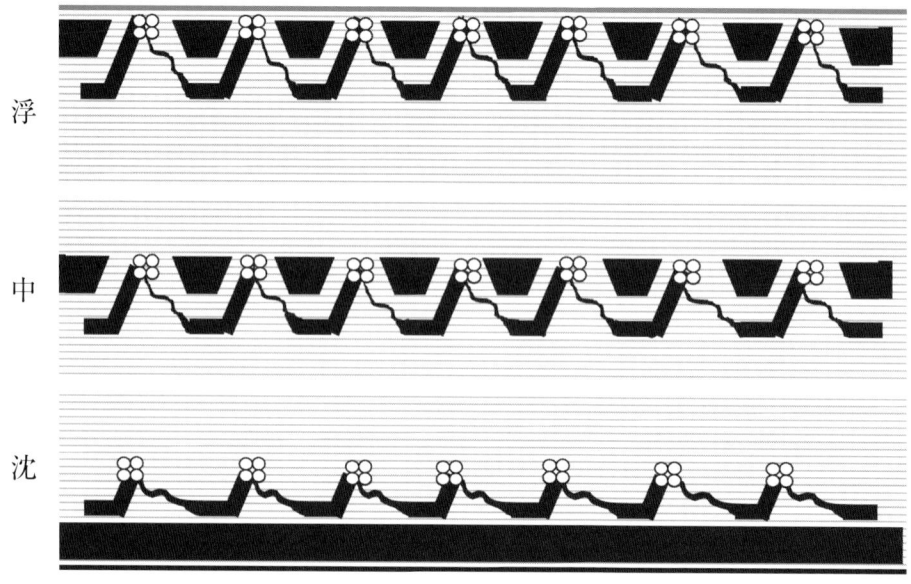

図40　滑脈

4　動脈

①特徴

「滑数短脈見関中」というのは，脈の回数がイメージ的に速く，滑脈と似ているが，関脈の部位によく見られるということである。

②診察ポイント

a．脈の弾力がある。

b．指の下で，玉が回っているような感じがする。

c．指の下で，大きな玉や小さな玉がバラバラに回っているような感覚がある。あるいは，右へ回ったり，左へ回ったりする。回り方はスムーズではない。

③図解（図41）

浮・中・沈の部位には関わりがなく，脈の形は大小不同の玉の形に変化している。リズムに異常がなく，脈の広さは2本分の幅（正常），脈の回数は7個波（脈の回数がイメージ的に速いこと。臨床時には数えること），脈の力は5本分の幅（正常）である。

④病理状態

《新・臨床中医学》の見方では，形が変化している脈は，実している病理状態として考える。その中に，異常な排泄物の病理状態と気血の流れの異常の病理状態があり，脈診による臨床の症状，所見，動き負荷テストおよび治療前後のデータと脈の治療前後の変化から統計的に検討した結果，動脈は気の流れの異常の病理状態とよく関係があり，異常な排泄物の病理状態とは関係がないことが解明された。

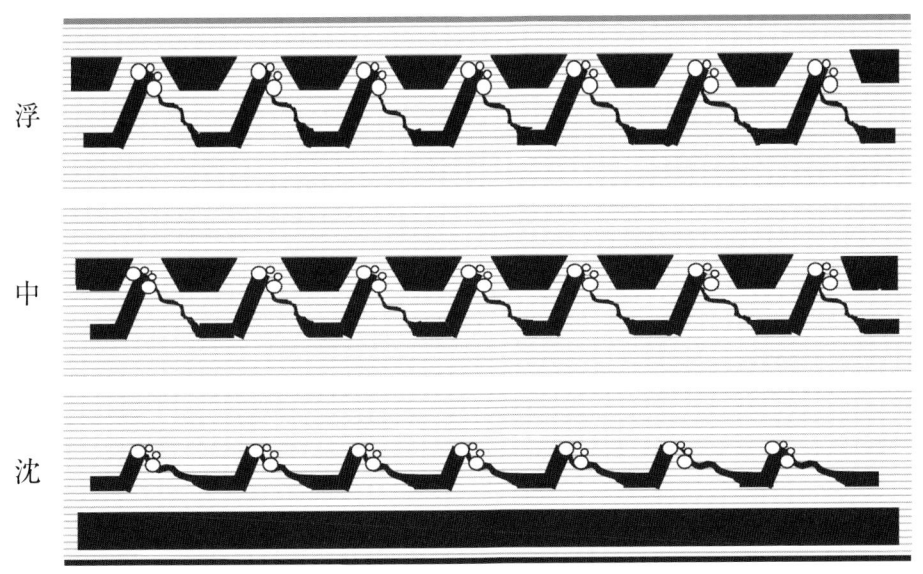

図41　動脈

■形脈類の図解の区別表

脈名	脈象	部位	回数	リズム	形	広さ	脈力	病態
弦脈	如按琴弦		7	正常	平ら	2	5	気血流れの異常
緊脈	状如転索切如縄		7	正常	縄左右跳	2	5	水飲停留
滑脈	如珠走盤		7	正常	同玉回旋	2	5	痰・食滞 湿・濁など
動脈	滑数短脈見関中		7	正常	大小玉回旋	2	5	気の流れの異常

(八) リズム異常の脈類

　リズムに異常がある脈をまとめ，特別な脈類として考える。その脈類の特徴は，脈図に即して説明すると，脈のリズムが変化する（止まったり無くなったり，速かったり遅かったり）ことで，血の流れの異常の病理状態を示している。

　28種の脈の中では，渋脈・散脈・促脈・代脈・結脈がリズム異常の脈類の特徴を持っている。さらに，それらの脈はほかにも各々の特徴を持っているので，脈のさわり方と病理状態の違いを明らかにして，鑑別できるように説明する。

1　渋脈（澁脈）

①特徴

　「三五不調，如軽刀刮竹」というのは，指の下の脈の波の感じが不安定で，軽い力で竹を伐ろうとした時には，（竹の弾力により）刀が竹の表面にフラフラ浮いている感じの

ことである。
　②診察ポイント
　a．最初，脈がはっきりとわかる。
　b．しばらくすると，指の下で，脈の跳ぶイメージが非常に弱くなったり，無くなったりする。
　c．さらに，指を離してもう1回さわると，また脈がはっきりとわかる。
　③脈の図解（図42）
　一般的に，沈の部位で現れる場合が多い。脈の形は，主峯が低くなったり，次峯が無くなったり，主次峯が同じ高さになったりする。一時的に消失することもある。リズムに異常があり，脈波の広さも，個数も，力も不定である。

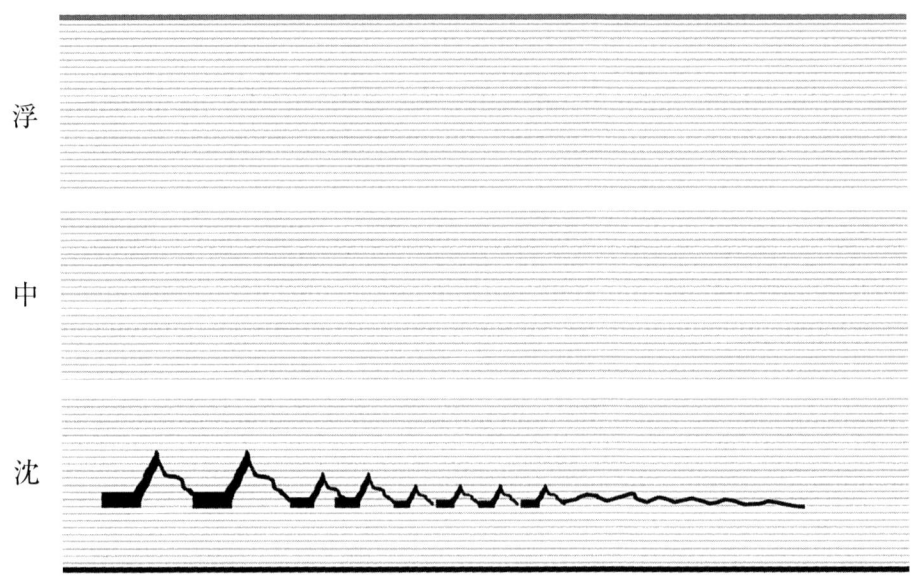

図42　渋脈（濇脈）

　④病理状態
　《新・臨床中医学》の見方では，脈診による臨床の症状，所見，動き負荷テストおよび治療前後のデータから統計的に検討した結果，リズムに異常がある脈は，血の流れの異常の病理状態と関係がある。渋脈は，さらに激しい瘀血の病理状態と考えられる。

2　散脈
（⇨31ページを参照）

3　促脈
（⇨36ページ参照）

4 結脈

(⇨ 38 ページ参照)

5 代脈

(⇨ 39 ページ参照)

■リズム異常の脈類の図解の区別表

脈名	脈象	部位	回数	リズム	形	広さ	脈力	病態
渋脈	如軽刀刮竹	沈	不定	異常	変化無	不定	不定	血の流れの異常
散脈	如水上浮油	浮	7	異常	変化無	2	5以下	表の虚の血の流れの異常
促脈	数止無定数		9以上	止まり	変化無	2	5	熱と血の流れの異常
結脈	緩止無定数		6以下	止まり	変化無	2	5	寒と血の流れの異常
代脈	緩止有定数		6以下	止まり	変化無	2	5以下	寒と虚の血の流れの異常

(九) 特別な脈類

28種の脈の中の長・短脈を，特別な脈類に設定して説明する。

1 長・短脈

①特徴

長・短脈とは，寸・関・尺の脈の長さのことであり，寸の脈または尺の脈より長いか，短いかということである。

②診察ポイント

a．指の下の脈の感覚が，第二指（人差し指）または第四指（薬指）を超えているのを長脈と言う。

b．指の下の脈の感覚が，第二指または第四指に足りないのを短脈と言う。

③図解（図43）

脈の部位，形，リズム，広さ，波の個数（脈の回数），力などとは関わりがなく，長脈は，寸・関・尺の正常範囲より超え（寸の範囲より超えた場合を溢脈と言い，尺脈より超えた場合を履脈と言う），短脈は，寸・関・尺の正常範囲に足りない。

④病理状態

臨床時には，長脈は実している病理状態を示し，短脈は虚している病理状態を示す。

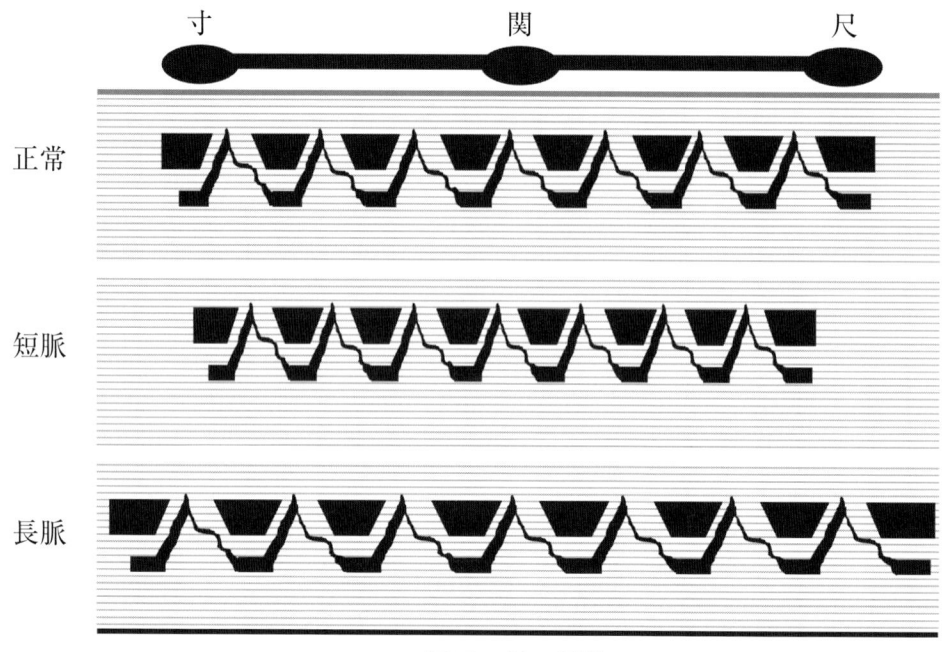

図43　長・短脈

（十）虚・実脈類

虚脈類の病理状態は，体内の必要なものが不足していることである。虚脈には，無力の脈，広さが小さい細脈，短脈がある。実脈類の病理状態は，体内に過剰があり，不必要なもの（異常な排泄物）が詰まっているか，または気血の流れが異常なことである。実脈には，有力の脈，形の異常な脈，リズムに異常がある脈，広さが大きい脈，長脈がある。

1　虚脈類

28種の脈の中では，虚脈（無力脈）・芤脈・濡脈・微脈・緩脈・細脈・弱脈・短脈が虚脈類の特徴を持っている。さらに，それらの脈はほかにも各々の特徴，さわり方，病理状態の特徴を持っているので，鑑別できるように表で説明する。

2　実脈類

28種の脈の中では，実脈・洪脈・革脈・散脈・牢脈・促脈・結・代脈・大脈・弦脈・動脈・滑脈・緊脈・渋脈・長脈が実脈類の特徴を持っている。さらに，それらの脈はほかにも各々の特徴，さわり方，病理状態の特徴を持っているので，鑑別できるように表で説明する。

■虚脈類の図解の区別表

脈名	脈象	部位	回数	リズム	形	広さ	脈力	病態
虚脈	按之無力						5以下	虚
芤脈	如按葱管	浮	7	正常	変化無	2	5以下	表と虚
濡脈	如綿浮水	浮	7	正常	変化無	2以下	5以下	表の虚・虚
微脈	極細極軟	沈	7	正常	変化無	1以下	1以下	裏の虚・虚
緩脈	従容和緩		6以下	正常	変化無	2	5以下	寒と虚
細脈	脈如細線		7	正常	変化無	2以下	5	虚
弱脈	重按細無力	沈	7	正常	変化無	2以下	5以下	裏の虚・虚
短脈	寸尺脈不足		7	正常	変化無	2	5	虚

■実脈類の図解の区別表

脈名	脈象	部位	回数	リズム	形	広さ	脈力	病態
実脈	脈状有力						5以上	実
洪脈	状如洪水	浮	7	正常	変化無	2以上	5以上	表の実・実
革脈	中空外堅	浮	7	正常	変化無	2以上	5以下	表の実と虚
散脈	如水上浮油	浮	7	異常	変化無	2	5以下	表の虚の血の流れの異常
牢脈	重按弦長	沈	7	正常	平ら	2以上	5以上	裏の実・実の気血の流れの異常
促脈	数止無定数		9以上	異常(止)	変化無	2	5	熱と血の流れの異常
結脈	緩止無定数		6以下	異常(止)	変化無	2	5	寒と血の流れの異常
代脈	緩止有定数		6以下	異常(止)	変化無	2	5以下	寒と虚の血の流れの異常
大脈	脈体広大		7	正常	変化無	2以上	5	実
弦脈	如按琴弦		7	正常	平ら	2	5	気血の流れの異常
動脈	滑数短関		7	正常	大小玉回旋	2	5	気の流れの異常
滑脈	如盤走玉		7	正常	同玉回旋	2	5	湿痰食濁など
緊脈	状如転索		7	正常	左右跳ぶ	2	5	水飲停留
渋脈	如軽刀刮竹		不定	異常	変化無	2	不定	血の流れの異常
長脈	寸尺脈越え		7	正常	変化無	2	5	実

第3章　脈の分析

　《新・臨床中医学》の考え方では，病気を引き起こすのは，体と環境のバランスの問題である。人体には働きと栄養，排泄物および気血の流れがあり，環境には主に気候（寒・熱），動き，食事，ストレスなどがある。それらに異常が起こった時のことを，脈診との関係を検討して説明する。働きと栄養は体内において必要なものであり，それらが不足すると病気を引き起こし，脈の反応としては，虚脈（無力・細脈・短脈）が出現する。排泄物は体内から排泄しなければならないものであり，詰まる（異常な排泄物）と病気を引き起こし，脈の反応としては，形の異常な脈（滑脈・緊脈）が出現する。気血の流れが異常になると，形の異常な脈（弦脈・動脈）またはリズムの異常な脈が出現する。寒熱の病理状態が起こった時には，遅脈と数脈が出現する。ほかにも，体のいろいろな状態により，複合脈が出現することもある。

　以下，患者と生徒のそれぞれ2000例の脈診データから，臨床症状，所見，舌診などと脈の関係を検討して説明する。

第1節　浮・沈脈

1　環境との関係

　環境と言えばいろいろなものがあるが，ここでは春・夏・長夏（土用）・秋・冬といった季節・気候のことを指す。季節により，寒暖の気温や，雨や，湿度や，乾燥の程度などが異なる。人間はそうした環境の中で，環境に従って生活している。もし，そのバランスがくずれると，体に異常な反応（脈）が出現する。

　従来は，浮脈は春季と関係があり，沈脈は冬と関係があるとされた。患者のデータではあまり関係がなかったが，生徒（正常な人）のデータから見ると，浮脈は秋と夏に出現しやすいが，沈脈は季節とあまり関係がない。

2　寸・関・尺の部位との関係

　患者と生徒の区別なく，浮脈は関の部位に出現しやすく，沈脈は尺の部位に出現しやすい。

　ほかに，肥満の人には沈の脈が多く出現する。

第2節　数・遅脈

従来から，数・遅の脈は，体の寒熱の病理状態を示す異常な脈であるとされてきた。

1　数脈

2000例の脈診データの中では，数脈の人は100人もいなかった。なぜだろうか？　臨床データ中の症状と舌診から検討すると，現在の患者では，寒熱の病理状態が同時に交わる場合が多い（舌診のデータでは，紫絳の舌質の色が非常に多く，寒熱が同時に存在する臨床症例も多かった）。だから，数脈が出現することは少ないはずだ。だが，数脈の臨床データから検討すると，数脈が出現した患者の病理状態は熱のことである（皮膚科のアトピー，蕁麻疹の症例の中に数脈が多い）。

舌診・臨床症状，脈診のデータから較べると，舌診または臨床症状のほうは熱の診断ポイントがとれやすい。臨床の立場から見ると，舌診，脈診，臨床症状などには，各々の特徴がある。合わせて考えると診断率がさらに高くなる。だから，臨床症状，舌診，脈診を一致させる考え方を検討していかなければならない。

2　遅脈

臨床データから見ると，遅脈の症例が数脈より多い。遅脈の病理状態は寒さと関係がある。

ただし，臨床時に，スポーツ選手には遅脈が多いので，従来はよくそれが「正常な脈」だと思われていた。そうだとすると，遅脈は，ある時は「正常の脈」といわれ，ある時は「異常の脈」といわれることになる。このことを一体どう理解すればいいのだろうか。「宗教を職業とする人は長寿であり，スポーツ選手は短命である」という言葉を聞くことがある。それは，スポーツ選手の体が一般的に健康でないことを指している。臨床の症例から見ても，スポーツ選手で遅脈の患者が治療した後，正常な脈に戻ることもある。だから，遅脈については，普通の人でもスポーツ選手でも，同じ病理状態を示しているのである。

第3節　弦　脈

従来の伝統医学の見方では，弦脈の病理状態は，肝胆の疾病とか，痰飲とか，痛みとかといわれると同時に，弦脈は「老人の健康者」ともいわれてきた。では，弦脈は，正常な脈なのだろうか，異常な脈なのだろうか。ここでは，臨床のデータから検討した結

果を説明する。

1　環境との関係

大昔から，伝統医学の考え方では，五行学説により，臓腑・季節・脈との関係から，弦脈は「春の代表的な脈」といわれてきた。しかし現実には，現時点での生徒と患者の臨床データから見ても，弦脈が春に出現しやすいということはまだわかっていない。

2　寸・関・尺の部位との関係

伝統医学では，臓腑学説と脈との関係から，弦脈は肝臓の病理状態とよく関係があり，さらに，左の関脈の部位は肝臓の脈といわれる。それでは，弦脈は左の関脈の上に出現しやすいのではないだろうか？　実際には，現時点の臨床データでは，あまり深い関係は見られない。《新・臨床中医学》の考え方では，臓腑学説と脈の部位の関係を無理矢理に結びつけなくてもよい。その気血の流れの異常（気滞あるいは瘀血）の病理状態を決めるのは大切である。もし，左の関上に弦脈が出現した場合は，肝の気血の流れの異常としてもよい。

3　大便と尿などまたは気血の流れの異常と形脈類，および渋脈の統計検討

《新・臨床中医学》の考え方に基づいて，患者における，大便と尿などの異常な排泄物または気血の流れの異常と形脈類，および渋脈との統計を検討した結果では，弦脈は気血の流れの異常の病理状態と有意であったが，異常な排泄物とは有意でなかった。ただし，気の流れの異常または血の流れの異常については，どちらに対しても有意であった。

4　痒みの症状との関係

皮膚科の症例から見ると，弦脈が出現することが多い。それは痒みの症状と関連がある。痒みの症状が激しい時には弦脈が現れ，治療をして痒みの症状が軽減すると弦脈がなくなるというケースが多い。

5　激しい痛みの症状との関係

整形外科と外科の症例から見ると，弦脈が出現することが多い。それは痛みの症状と関連がある。痛みの患者のデータ，または治療前後のデータから見ると，激しい痛みの時に弦脈が現れやすい。痛みが軽減したら，動脈に変わることが多い。

第4節　動　脈

　従来の伝統医学の見方では，動脈は，驚・恐（情志）の原因によるか，または痛みに関係があるとされてきた。しかしそれだけでは，動脈の病理状態がはっきりわからない。ここでは，臨床のデータから検討した結果を説明する。

1　気血の流れの異常の病理状態との関係

　症例から見ると，気血の流れの異常の患者には動脈が出現することが多い。患者のデータから検討すると，このような病理状態が激しい時には，リズムの異常な脈や弦脈がよく出現する。病理状態が軽い時には，動脈が出現しやすい。

　また，治療前後のデータから見ても，症状が軽減すると，リズムの異常な脈や弦脈が動脈に変わってくることが多い。すなわち，動脈は気血の流れの異常の病理状態と関係がある。

2　大便と尿などまたは気血の流れの異常と形脈類，および渋脈の統計検討

　《新・臨床中医学》の考え方に基づいて，患者における，大便と尿などの異常な排泄物または気血の流れの異常と形脈類，および渋脈との統計を検討した結果では，動脈は気の流れの異常の病理状態と有意であったが，異常な排泄物とは有意でなかった。

3　安静の状態，朝の時間帯に症状が変化することとの関係

　動脈の臨床症状，または動き負荷テストを検討した結果，安静時に症状が悪化する人，朝のうちに症状が出現しやすい人について，動脈の出現率が高くなることがわかった。内側面の負荷テスト制限とはあまり関係がない。だから，動脈は，気血の流れの異常とよく関係があるが，臨床的には主に気の流れの異常と関係があると考えてよい。

4　「現代病」との関係

　臨床のデータでは，すべての脈の中では，動脈の出現率が一番高い。治療前後のデータから見ても，症状が軽減したり，または無くなった時に，いろいろな脈は消えても，よく動脈が残る。その原因の一つは，現代人が，便利な交通手段を持つと同時に，時間がないという環境で生活していることである。適切な運動が少なくなって，体の中の流れの異常が起こりやすくなる。もう一つは，いろいろな競争が激しくて，ストレスがたまりやすいことである。それで，流れの異常が起こる。それで，肩凝りやイライラや精神不安定などの症状が起こることを「現代病」ともよく言う。

さらに，臨床の症状から見ても，流れの異常の症状を起こす人が多い。舌診から見ても，舌苔の色が白中黄のほうが多い。動き負荷テストの制限から見ても，側面の動き負荷制限の異常な人が一番多い。脈から見ても，動脈の出現率が一番高い。だから，いまの時代は「ストレス時代」とも言える。

第5節　緊　脈

従来の伝統医学の見方では，緊脈は，寒さ・痰飲食湿の病理状態，もしくは痛みと関係があるとされてきた。しかし，遅脈の病理状態も寒さと関係があり，そうだとすると，遅脈と緊脈は同類なのだろうか？　ここでは，臨床のデータから検討した結果を説明する。

1　臨床症状との関係

各科の患者の症例から較べると，泌尿科の患者に緊脈の出現率が一番高い。それは，尿の異常と関連がある。さらに，治療前後のデータから見ると，尿の異常の症状が改善すれば緊脈もなくなる。

ほかに，春の鼻アレルギーの患者の症例から見ると，サラサラの鼻水の患者にも緊脈が出現しやすい。

《新・臨床中医学》の見方では，尿の異常も，サラサラの鼻水も，すべて薄い異常な排泄物として考えている。すなわち，緊脈は薄い異常な排泄物と関係がある。伝統医学の言葉では，水飲停留の病理状態のことである。

ところが，これまでの脈の教科書では，緊脈の病理状態は寒さと関係があるされてきた。それが，《傷寒論》の太陽病の中に緊脈が出現した原因かもしれない。それで，それぞれの注析の本も，寒さの病理状態としてきた。だが，現在のいろいろな臨床のデータから検討すると，緊脈は，寒さの病理状態ではなく，水飲停留の病理状態と関係がある。それなら，《傷寒論》の太陽病の緊脈の病理状態も，寒さではなく，水飲停留の病理状態のことではないだろうか？　だから，太陽病の「蓄水証」時に，「五苓散」という処方を出すのは，寒さと水飲停留の病理状態のことではないか。

2　大便と尿などまたは気血の流れの異常と形脈類，および渋脈の統計検討

《新・臨床中医学》の考え方に基づいて，患者における，大便と尿などの異常な排泄物または気血の流れの異常と形脈類，および渋脈との統計を検討した結果では，緊脈は尿の異常や薄い異常な排泄物と有意であったが，気血の流れの異常とは有意でなかった。

3　舌診の潤苔との関係

臨床の症例から見ると，舌診の潤苔があった患者には緊脈がよく出現する。潤苔も，緊脈も，水飲停留の病理状態として考えられる。さらに，治療したデータから見ると，もっと分かりやすい。鍼の治療でも，漢方の治療でも，水飲停留の治療方法を行うと，症状が軽減し，潤苔もよくなり，緊脈も少なくなる。そうであるならば，舌診・脈診・症状を一致させる学説ができるのではないだろうか。

第6節　滑　脈

従来の伝統医学の見方では，滑脈は，実熱・痰飲食湿の病理状態と関係があり，または，妊娠・生理中や若者の正常な脈だともいわれてきた。それでは，滑脈は正常・異常ともに関係があることになる。ここでは，臨床のデータから検討した結果を説明する。

1　環境との関係

伝統医学の見方では，滑脈は湿の病理状態と関係があり，湿は長夏の季節とよく関係があるとされる。それで，長夏に滑脈が出やすい。実際に臨床のデータから見ると，滑脈は夏（夏と長夏を分けてデータを取らなかった）に出現率が高かった。

2　寸・関・尺の部位との関係

臓腑学説では，湿が脾胃とよく関係があり，かつ，臓腑学説と脈の部位との関係から見ると，右の関脈は脾胃の脈といわれる。だから，滑脈は右の関脈の上に出現しやすい。臨床のデータから見ても，たしかに，滑脈は左右の関脈の上に出現率が高い。だが，弦脈が左の関脈上によく出ることはない。だから，伝統医学の学説を絶対とするのではなく，あくまで「関係（可能性）がある」として理解したほうがよい。臨床では，寸・関・尺のどの部位に出現しても，まず病理状態を決める。

3　大便と尿などまたは気血の流れの異常と形脈類，および渋脈との統計検討

《新・臨床中医学》の考え方に基づいて，患者における，大便と尿などの異常な排泄物または気血の流れの異常と形脈類，および渋脈との統計を検討した結果では，滑脈は便秘・下利などの濃い異常な排泄物と有意であったが，気血の流れの異常とは有意でなかった。伝統医学の言葉で言うと，「痰・湿・食・濁（便秘）」の病理状態のことである。

4　妊娠・生理との関係

大昔から，妊娠の脈は滑脈であるといわれてきた。だいたい妊娠後2，3カ月の時に，

滑脈が出やすい。その時の滑脈が妊娠の正常な脈とよくいわれる。では，体が正常の時にも出現するが，異常の時にも出現する滑脈とは，一体どんなものだろうか。実際に，婦人科の臨床症例から見ると，妊娠後2，3カ月の時にたしかに滑脈が出現しやすい。だが，つわりや，食欲不振や，むくみなどの症状もよく出ている。それで考えると，妊娠時の滑脈も，やはり異常な病理状態の脈ではないだろうか。

ほかに，生理の時に滑脈が出た患者の例から見ると，食欲亢進，軟便，ニキビなどの症状もよく出現する。

第7節　渋　脈

従来の伝統医学の見方では，渋脈は，傷精，失血の虚している病理状態と痰食，気滞瘀血の病理状態と関係があるとされる。そうだとすれば，渋脈は，虚している病理状態なのか，それとも実している病理状態なのか？　ここでは，臨床のデータから検討した結果を説明する。

1　寸・関・尺の部位との関係

臨床のデータから見ると，渋脈は尺脈の部位に出現率が一番高い。

2　気血の流れの異常の病理状態との関係

渋脈が出現した症例から見ると，夜間痛（夜間に痛くて目覚める）や，安静時（じっとしている時）に症状が悪化し，朝のうちに症状が起こりやすい。そのような状況は，気血の流れの異常の病理状態とよく関係があり，だから，渋脈も気血の流れの異常の病理状態と関係があるのではないか。

3　内側面の負荷テストとの関係

渋脈が出現した例では，内側面の負荷テストの制限がすべて出る。内側面負荷テストは，体の血液の流れの異常の診断ポイントとして考えている。それならば，渋脈の病理状態も，体内の血液の流れの異常と関係がある。ただし，内側面負荷制限の患者すべてに渋脈が出るわけではない。さらに，夜間に痛くて目覚める症状から，渋脈の病理状態は，血液の流れの異常が激しい状態の時とよく関係がある。

4　症例との比較

整形外科の50例の骨折の患者の症例を，ほかの関節痛の患者の症例のデータと較べると，骨折の患者の場合には渋脈の出現率が非常に高かった。

5　大便と尿などまたは気血の流れの異常と形脈類，および渋脈との統計検討

《新・臨床中医学》の考え方に基づいて，患者における，大便と尿などの異常な排泄物または気血流れの異常と形脈類，および渋脈との統計を検討した結果では，渋脈は気血の流れの異常と有意であったが，便秘・下利・尿などの異常な排泄物とは有意でなかった。

ほかに，リズムの異常がある脈（散脈・促脈・結脈・代脈）の臨床データから検討すると，体の気血の流れの異常の病理状態とよく関係があり，特に，血の流れの異常の病理状態と関係があることがわかった。

第8節　細（緩）脈

1　細脈

従来の伝統医学の見方では，細脈は，体内の栄養不足の病理状態とよく関係があるとされる。臨床のデータからは，細脈は，栄養が不足しても，働きが不足しても出現する。そうだとするなら，細脈は体の虚している病理状態としか決められないのではないか。

大昔から，伝統医学の見方では，細脈は痩せている人に出現しやすいとされてきた。現在の臨床データから見ると，逆に肥っている人に出現しやすい。ある年の生徒の脈のデータでは，60人のクラスの中に肥っているが5人いて，60人の脈のデータから6人に細脈が出現した。その6例の中に，肥っている5人すべてが入っていた。

さらに，伝統医学の見方では，肥っている人は陽虚の体質といわれ，痩せている人は陰虚の体質であるとされたきた。だが，それでは，細脈が「陰虚の脈」といわれてきたことと矛盾するのではないだろうか。実際には，臨床の症例から見ると，肥っている人の舌診，症状には陰虚のタイプの人も多い。

2　緩脈

伝統医学の見方では，緩脈の病理状態は，虚しているか，または正常な人の平脈ともいわれてきた。実際に，緩脈の組み合わせから見ると，遅脈と無力脈のことであり，遅脈の病理状態は寒さを示し，無力脈の病理状態は虚していることを示す。いわゆる，虚寒証（陽気虚証）のことではないだろうか？　だから，桂支湯証の脈とは緩脈のことで，桂支湯とは陽気虚証のことだ。

第4章　臨床症例

　脈診の変化は，病気の治療前後の評価に大いに役立つ。私が2003年以降に診察をした約5000例の患者の内，治療の前と後で症状に変化が見られた症例では，90％が脈診も変化した。ここでは，2009年以降の500例の症例から，8節に分けて，それぞれいくつか症例をあげて説明する。

一　浮・沈脈

[症例1] 風邪

患者名：Hさん／性別　男／年齢　49歳／初診日　2009.10.01［曇り］

病名：腰痛（西洋医学の病名：腰痛）

主訴：1カ月前から腰痛がひどくて，背中も痛くなった。

関連：昔から腰痛があったが，最近ひどくなり，背中も痛くなってきた。特に，夜中に痛くて目が覚める。安静時に痛みが加重，押すと気持ちがいい。風呂では変化なし。熱いものを飲みたい。尿の回数・量は正常，色は黄で，沫がある。大便は正常。心配な夢をよく見る。左心包経，左右肝経動き負荷テスト制限がある。

診断：気虚の寒凝気滞瘀血の湿の熱化証

治則：補気散寒，行気化瘀，清熱利湿

処方：柴苓湯（朝・昼・夕）（瘀血の治療薬を追加したほうがいい）

鍼療：脾経・胃経・膀胱経・胆経・肝経（膈兪・厥陰兪）・左心包経

脈診：左寸動・関滑・尺沈渋，右寸滑・関動有力・尺滑無力。脈は68回／分

　　　　　＊

2009.10.08再診

主訴：腰痛が大減。

関連：夜中の痛みがなくなった。安静時に痛みが加重する。押すと気持ちがいい。風呂では変化しない。温かいものを飲みたい。尿は黄色で，沫が減少した。大便は正常。

診断：気虚の寒凝気滞の湿の熱化証

治則：補気散寒，行気，清熱利湿

処方：柴苓湯（朝・昼・夕）

鍼療：脾経・胃経・膀胱経・胆経

脈診：左寸滑・関動・尺沈動無力，右寸関尺動
　　　　＊
2009.10.15再診
主訴：昨日から腰と右膝の内側が痛くなっている。
関連：昨日，風邪を引いた。悪寒，咳，痰があり，温かいものを飲みたくなる。寒い時や安静時に，腰と膝の痛みが加重する。押すと気持ちがいい。風呂では変化しない。時々尿沫が少しあり，右の肝経動き負荷テスト制限がある。
診断：気虚の寒凝気滞瘀血の痰湿証
治則：補気散寒，行気活血，化痰湿
処方：参蘇飲（朝・夕），抑肝散加陳皮半夏湯（昼）
鍼療：脾経・胃経・膀胱経・胆経・肝経（膈兪・厥陰兪）
脈診：左寸浮滑無力・関浮動有力・尺短滑，右寸浮動・関浮動有力・尺動有力。脈は74回／分
　　　　＊
2009.10.22再診
主訴：風邪と膝の痛みがよくなって，腰痛も軽減した。
関連：安静時に腰痛が加重する。押すと気持ちがいい。風呂では変化しない。尿は黄色，今日は軟便で，最近，日常生活に関わる夢を見る。
診断：気虚の寒凝気滞の湿の熱化証
治則：補気散寒，行気，清熱利湿
処方：柴苓湯（朝・昼・夕）
鍼療：脾経・胃経・膀胱経・胆経
脈診：左寸動有力・関動無力・尺沈動，右寸関滑有力・尺動。脈は78回／分
　　　　＊＊
分析：この患者の初診の病名は腰痛で，初診の診断は気虚の寒凝気滞瘀血の湿の熱化証である。脈診は，左寸動・関滑・尺沈渋，右寸滑・関動有力・尺滑無力の脈が出現したが，浮脈は出なかった。治療した後，症状が軽減し，渋脈がなくなって，滑脈が減った。次に，風邪を引いて，浮脈が出現した。続けて治療した後，風邪の症状がよくなって，浮脈も消失したが，ほかの病理状態の症状と脈がまだ残っているため，この浮脈は風邪（表証）の脈として考えられる。

[症例2] 鬱病

患者名　Yさん／性別　男／年齢　57歳／初診日　2009.07.16［曇り］
病名：左頸部痛（西洋医学の病名：鬱病）

主訴：10年前から左頸部痛があり，不眠・不安。
関連：10年前から左頸が痛くて，いろいろな治療してもよくならない。不眠・不安の症状が悪化して，仕事もできなくなったため，精神科に行ったところ，鬱病と診断されて治療を受けた。しかし，10年間治療しても改善があまりないため，漢方の診療を受けに来た。その時の主訴は，左頸の痛み，安静時に悪化する，夜中に痛くて目が覚める，押すと気持ちがいい，風呂に入ると軽減する，左右の手足が痺れる。尿は一日に4回で，量が少なく（70cc），色は黄。大便はやや軟らかい。夢は3カ月以上見ていない。左心包経，左右肝経動き負荷テスト制限がある。舌苔の形は透明な潤苔。
診断：陰陽両虚の気滞瘀血の水飲湿の熱化証
治則：補陽滋陰，行気活血，清熱利尿化湿
処方：炙甘草湯（朝・夕），猪苓湯（昼）
鍼療：左右腎経・膀胱経・胆経・肝経（膈兪・厥陰兪）・胃経，左心包経
脈診：左寸伏緊無力・関沈動・尺沈動渋，右寸伏緊無力・関沈滑無力・尺動無力。脈は56回／分

＊

2009.07.23再診
主訴：左頸部の痛みが大減。
関連：安静時に悪化する。押すと気持ちがいい，風呂に入ると軽減する。また，一人では不安を感じる（奥様が40km離れた自宅から運転して連れてきた）。手足が痺れ，局部に熱感がある。二便とも正常。左右心包経動き負荷テスト制限がある。最近，昔の会社の人からいじめられる嫌な夢を見た。
診断：陽気虚の気滞瘀血の鬱熱証
治則：補陽，行気活血，清解鬱熱
処方：柴胡桂支湯（朝・昼・夕）
脈診：左寸関動・尺沈動無力，右寸やや沈無力・関沈動無力・尺動。脈は60回／分

＊

2009.07.30再診
主訴：先日の家の片付けの疲れで，左頸部が痛くなった。
関連：安静時に悪化する，押すと軽減する，風呂では変化しない。口が渇く，ぬるいものを飲みたい。尿は一日に6回で，量が多く，色は淡黄。左右心包経動き負荷テスト制限がある。仕事に関係がある心配で嫌な夢を見る。鯖・鰯など刺身が食べたい。
診断：気虚の気滞瘀血の食滞証
治則：補気，行気活血，消食
処方：抑肝散加半夏厚朴湯（朝・夕），補中益気湯（昼）

脈診：左寸沈動無力・関動無力・尺動，右寸動無力・関動・尺沈動無力。脈は75回／分

　　　＊

2009.08.06再診

主訴：左頸部に軽度の痛み。

関連：10年間仕事をしなかった。この三日間続けて仕事（前の職場）をしたら，頸が少し痛くなった。安静時や動かしすぎる時に悪化し，風呂に入ると軽減する。口渇，冷たいものを飲みたい。尿は黄色。左右心包経動き負荷テスト制限がある。生玉子，アイス，甘いものを食べたい。一人で自宅から運転してきた。

診断：陽気虚の気滞瘀血の鬱熱証

治則：補陽気，行気活血，清解鬱熱

処方：柴胡桂支湯（朝・昼・夕）

脈診：左寸関尺動，右寸動短・関尺動。脈は60回／分

（この後1カ月位治療して，治療を終了した。前の職場に戻って仕事をしている。）

　　　＊　＊

分析：この患者の主訴は頸部痛であったが，頸椎の状態は正常だった。何年間も内科や心療内科や整形外科に通院治療したが，よくならなかった。不安不眠の症状が悪化して，精神科に受診すると鬱病と診断された。鬱病の治療をしても，頸部痛の症状は改善しなかった。それで漢方の診療に来た。

　初診の時に，陰陽両虚の気滞瘀血の水飲湿の熱化証と診断した。脈の部位では，左右の寸脈は伏脈，左右の関脈は沈脈，左の尺脈は沈脈だった。ほかに，渋緊動滑の異常な脈も現れて，すべて無力の脈だった。証に従って，鍼治療と漢方薬を処方して1週間後，症状が大減し，脈のデータも，伏脈が沈脈に変わり，渋脈と緊脈がなくなった。そして，再診の診断に従って，鍼と漢方の治療を行うと，沈脈の数が減った。4週目の治療後，症状がなくなって，沈脈もなくなり，脈もすべて動脈（動脈は体の軽い病理状態を示す脈）になった。昔の職場に戻って仕事をしている。

　Yさんが「僕の10年間は何だったのかな」と私に言った。臨床時に，こんな患者が結構いる。西洋医学の検査方法で調べた結果は異常がなく，治療してもよくならないと，すぐ心療内科や精神科に移される。そういう時は伝統医学の診療を受けたほうがいいのではないだろうか。

二　数・遅脈

[症例3] ニキビ

患者名　Tさん／性別　男／年齢　26歳／初診日　2009.04.28［晴れ］

病名：顔面の瘡（西洋医学の病名：ニキビ）
主訴：2年前から顔，頸部にニキビがたくさん出ていて，痛くて痒い，膿が多い。
関連：朝と夜に痒い。疲れた時と風呂に入った時に悪化する。食欲は普通で，ピーナッツ類，乳製品，ビール，酒を飲むと悪化する。局部に熱感がある。口が渇いて，冷たいものを飲みたい。尿は黄色。大便はやや軟らかい。安静時に鼻が詰まる。鼻水が濃く（ねばり気がある），色は黄。左右心包経動き負荷テスト制限がある。
診断：陰虚気滞瘀血の食湿の熱化証
治則：養陰行気活血，清熱化湿消食
処方：柴胡清肝湯（朝・夕），治瘡一方（昼）
脈診：左寸滑・関弦無力・尺動無力，右寸動無力・関尺滑。脈は88回／分

＊

2009.05.26再診
主訴：顔，頸部の痒みと痛みが大減した。ニキビの膿がまだ多い。
関連：ニキビの膿が多くて硬い。食欲は普通で，ピーナッツ類，乳製品，ビール，酒を飲むと悪化する。局部に熱感がある。尿は黄色。大便はやや軟らかい。安静時に鼻が詰まる。左右心包経動き負荷テスト制限がある。
診断：気滞瘀血の食湿の熱化証
治則：行気活血，清熱化湿消食
処方：治瘡一方（朝・昼・夕）
脈診：左寸関滑・尺動，右寸動・関尺滑。脈は72回／分

＊

2009.07.14再診
主訴：1週間前から胸部が赤くて，疹がまた出てきた。
関連：最近，忙しくて受診に来られない，薬も切れた。胸部に疹が出て，局部に熱感があり，風呂に入ると悪化する。口が渇いて，冷たいものを飲みたい。尿は黄色で，沫がある。大便が時々軟らかい。朝と夜に鼻が詰まる。鼻水が濃く，色は黄。左右心包経動き負荷テスト制限がある。
診断：気滞瘀血の湿の熱化証
治則：行気活血，清熱化湿
処方：加味逍遙散（朝・夕），防風清上湯（昼）
脈診：左寸尺滑無力・関動，右寸動・関尺滑無力。脈は86回／分

＊

2009.09.15再診
主訴：鼻詰まり。

関連：最近，顔にニキビがなくなり，顔の皮膚も綺麗になっている。局部に熱感があり，風呂に入ると悪化する。口が渇いて，冷たいもの・熱いものに関係なく飲みたい。尿量は正常で，色は黄，沫が減少した。大便は普通。安静時に鼻が詰まる。動くと少し軽減する。鼻水は濃くて，白黄色。左右心包経動き負荷テスト制限がある。

診断：気滞瘀血の湿の熱化証

治則：行気活血，清熱化湿

処方：防風清上湯（朝・昼・夕）

脈診：左寸関尺動，右寸関動・尺滑。脈は80回／分

  ＊

2009.11.24再診

主訴：先週前から顔が赤くて，ニキビが少し出ている。

関連：ここ2カ月，受診に来られていない。薬も切れた。顔にニキビがまた出てきた。痒くて，局部に熱感があり，風呂に入ると悪化する。口が渇いて，冷たいものを飲みたい。尿は黄で，沫が減少した。大便は軟らかい。朝と夜に鼻が詰まる。鼻水は黄色。左右心包経動き負荷テスト制限がある。車のブレーキが止まらないといった，心配で嫌な夢を見た。

診断：気滞瘀血の湿の熱化証

治則：行気活血，清熱化湿

処方：加味逍遙散（朝・夕），防風清上湯（昼）

脈診：左寸尺滑・関動，右寸動・関尺滑。脈は88回／分

  ＊

2009.12.22再診

主訴：鼻が詰まり，鼻水が濃くて，色は黄。

関連：最近，ニキビが出てない。朝と夜に鼻が詰まる，鼻水が濃くて，色は黄。尿の色は黄で，沫が減少した。大便は普通。左心包経動き負荷テスト制限がある。

診断：気滞瘀血の湿の熱化証

治則：行気活血，清熱化湿

処方：防風清上湯＋サフナ（朝・昼・夕）

脈診：左寸尺動・関滑，右寸動・関尺滑。脈は80回／分

  ＊＊

分析：この患者の症状はニキビで，初診の診断は陰虚の気滞瘀血の食湿の熱化証。脈診は，左寸滑・関弦無力・尺動無力，右寸動無力・関尺滑，脈は88回／分である。証に従って治療した1カ月後，痒み・痛みが大減し，熱の症状も軽減した。脈診は，左寸関滑・尺動，右寸動・関尺滑，脈は72回／分である。痛みと痒みが軽減したことで，

弦脈もなくなった。主に熱の症状が軽減したら，脈の回数が88回から76回／分に下がった。しかし，しばらく受診しなかったため，薬を飲んでおらず，さらに，食べ物，ストレスの影響で，またニキビが出て，熱の症状が激しくなった。そのため，脈が86回ないし88回／分に上がった。その症例から検討すると，熱の症状が高くなると，脈の回数も多くなることが考えられる。

[症例4] 腰痛

患者名　Sさん／性別　女／年齢　85歳／初診日　2009.09.24［晴れ］（入院患者）

病名：左腰痛（西洋医学の病名：左腰痛）

主訴：左腰と足に痛みがあり，夜中に痛くて目が覚める。

関連：1，2カ月前から，左腰・臀部・膝・足の痛みがひどくなって，夜中に痛くて目が覚める。歩くと痛い。歩行器を使っても，2，3m歩くと痛くなる。しばらく休むと，また歩ける。風呂に入ると軽減する。坐った状態から立つ時に痛くなる。昼も夜も口が渇き，熱い・冷たい・ぬるいものはどれでもいい。左足の指先と足の裏が痺れる。尿は一日10回（その内，夜は5，6回）で，量が少ない（50cc／回），色は黄。大便は一日1，2回で，やや軟らかい。夢は3カ月以上見なかった。左右肝経動き負荷テスト制限がある。舌質の色は紫絳尖紅（偏紅）で，形は歯痕・裂紋，舌苔の色は白中黄で，形は潤苔である。

診断：陰陽両虚の気滞瘀血の水湿の熱化証

治則：滋陰補陽，行気活血，清熱利水湿

処方：炙甘草湯（朝・夕），猪苓湯（昼）

経穴：命門，左右の太渓・腎兪・合陽・次髎・陽陵泉・京門・太衝・下巨虚・解渓・膈兪・厥陰兪

脈診：左寸動無力・関緊・尺滑無力，右寸動結・関動結有力・尺緊無力。脈は45回／分
　＊

2009.10.08再診

主訴：左腰と足の痛み。

関連：左腰・足の痛みがまたひどい。夜中に痛くて目が覚める。歩行器を使って少し歩けるようになった。風呂に入ると軽減する。坐った状態から立つ時に痛くなる。口が渇く，ぬるいものを飲みたい。左足の指先，足の裏が痺れる。尿は一日10回（その内，夜は5，6回で，量が少ない，60cc／回。昼の尿量は100cc／回），色は淡黄。大便は正常。夢は3カ月以上見なかった。左右肝経動き負荷テスト制限がある。

診断：陽気虚の寒凝気滞瘀血の水飲停留証

治則：補陽散寒，行気活血，利水

処方：大防風湯（朝・夕），牛車腎気丸（昼）
経穴：命門，左右の大渓・腎兪・合陽・次髎・陽陵泉・京門・大衝・膈兪・厥陰兪
脈診：左寸関尺動，右寸関緊・尺動無力。脈は50回／分

　　　＊

2009.10.22再診
主訴：左腰と足の痛み。
関連：しばらくよかった。痛みが軽減したので，受診しなかった。杖で歩けていたが，2，3日前から左腰・足の痛みが悪化した。疲れると痛くなり，風呂に入ると軽減する。寝返り時や，長く立っていると痛くなる。夜に口が渇いて，ぬるいものを少量飲みたい。左足の指先が痺れる。食欲は普通。尿は一日10回（その内，夜は2，3回）で，量が少ない（70cc／回），色は黄。大便は正常。夢は3カ月以上見なかった。左右肝経動き負荷テスト制限がある。
診断：陽気虚の寒凝気滞瘀血の水飲の熱化証
治則：補陽散寒，行気活血，清熱利水
処方：牛車腎気丸（朝・夕），茵陳五苓散（昼）
経穴：左右の大渓・腎兪・合陽・次髎・陽陵泉・京門・大衝・解渓・膈兪・厥陰兪
脈診：左寸動無力・関弦・尺動細無力，右寸動有力・関弦有力・尺緊。脈は64回／分
（退院した）

　　　＊

2009.11.12再診（外来）
主訴：左腰・膝・足の痛み。
関連：退院後，動きすぎて，3週間受診にも来なかった，そのため，4，5日前から左腰・膝・足の痛みが悪化した。夜中に痛くて目が覚める。足の浮腫みがひどい。安静の状態の時に悪化する。疲れると痛くなる。風呂に入ると軽減する。膝の内側に熱感があり，夜に口が渇いて，ぬるいものを少量飲みたい。左足の指先が痺れる。食欲は普通。尿は一日6回（その内，夜は4回で，夜も昼も量が少ない，70cc／回），色は偏黄。大便は正常。左右肝経動き負荷テスト制限がある。
診断：陰陽両虚の気滞瘀血の水飲の熱化証
治則：滋陰補陽，行気活血，清熱利水
処方：炙甘草湯（朝・夕），猪苓湯（昼）
経穴：命門，左右の大渓・腎兪・合陽・次髎・陽陵泉・京門・大衝・足三里・解渓・膈兪・厥陰兪
脈診：左寸緊結無力・関沈動結無力・尺沈渋，右寸緊結無力・関動結無力・尺沈緊。脈は45回／分

＊

2009.11.26再診（外来）

主訴：左腰・膝・足の痛み。

関連：足の浮腫みがなくなった。10m位歩いたら，痛みが悪化する。風呂に入ると軽減する。夜に口が渇いて，ぬるいものを少量飲みたい。左足の指先が痺れる。食欲は普通。尿は一日6回（その内，夜は4回）で，量が少ない（70cc／回），色は黄。大便は正常。左右肝経動き負荷テスト制限がある。

診断：陰陽両虚の気滞瘀血の水飲の熱化証

治則：滋陰補陽，行気活血，清熱利水

処方：炙甘草湯（朝・夕），猪苓湯（昼）

経穴：命門，左右の太渓・腎兪・合陽・次髎・陽陵泉・京門・太衝・解渓・膈兪・厥陰兪

脈診：左寸動・関弦無力・尺沈動，右寸沈緊・関緊・尺沈動。脈は48回／分

＊

2009.12.26再診（外来）

主訴：左膝の痛み。

関連：膝の痛みが軽減した。歩いた後，悪化する。風呂に入ると軽減する。坐った状態から立つ時に痛い。左足の指先が痺れる。食欲は普通。尿は一日8回（その内，夜は2回）で，量はやや少なく，色は黄。大便は正常。左右肝経動き負荷テスト制限がある。

診断：陽気虚の気滞瘀血の水飲の熱化証

治則：補陽，行気活血，清熱利水

処方：大防風湯（朝・夕），茵陳五苓散（昼）

経穴：左右の太渓・腎兪・合陽・次髎・陽陵泉・京門・太衝・解渓・膈兪・厥陰兪

脈診：左寸関動無力・尺沈動無力，右寸動・関緊・尺沈動。脈は58回／分

＊＊

分析：この患者の症状は，左腰・臀部・膝・足が痛い。初診の診断は，陰陽両虚の気滞瘀血の水湿の熱化証である。脈診は，左寸動無力・関緊・尺滑無力，右寸動結・関動結有力・尺緊無力，脈45回／分。寒さの病理状態が強いので，脈の回数が非常に遅い。証に従って治療した後，血液の流れがよくなり，結脈がなくなった。虚している病理状態も軽減し，無力の脈も少なくなった。特に，脈は45回から64回／分になった。ところが，退院してしばらくしたら，症状が悪化して，リズム異常の結脈と虚脈などが戻り，脈の回数も45回／分に戻った。治療すると，またよくなった。脈の回数も多くなった。そのため遅脈は，体の寒さの病理状態と関係があると考えられる。

[症例5] 胃脘痛

患者名　Nさん／性別　男／年齢　56歳／初診日　2009.11.12［晴れ］（入院患者）

病名：胃脘痛（西洋医学の病名：アルコール肝障害　r-GTP1200）

主訴：1週間前から，胃脘部に鍼が刺すような痛みがあった。

関連：1週間前，酒を飲みすぎて，胃脘部にチクチク鍼が刺すような痛みが出た。夜に痛みが加重し，押すと気持ちがいい。めまい，不眠，吐き気があり，風呂に入ると悪化する。昼も夜も口が渇いて，冷たいものを飲みたい。尿は一日6，7回で，量が少ない（50cc／回），色は赤黄で，濁っている。大便は一日4，5回で，軟らかい。舌質の色は尖紅，舌質の形は裂紋，左瘀血斑，舌苔の色は白中黄，舌苔の形は腐潤。左右心包経，左肝経動き負荷テスト制限がある。

診断：陰虚の気滞瘀血の食水湿の熱化証

治則：補陰，行気活血，清熱利水化湿

処方：温清飲（朝・夕），滋陰至宝湯（昼）

脈診：左寸滑細無力・関浮滑無力・尺動細無力，右寸動無力・関浮滑・尺緊。脈は108回／分

＊

2009.11.19再診

主訴：軽度の肩凝り。

関連：胃脘痛，吐き気，めまいなどの症状がよくなった。肩頸が少し凝り，押すと気持ちがいい。風呂に入ると軽減する。朝に凝る。食欲は普通。口が渇いて，冷たいものを飲みたい。尿は一日7，8回で，1回の量は150cc，色は黄。大便は正常。

診断：陽気虚の気滞の鬱熱証

治則：補陽気，行気，清鬱熱

処方：柴胡桂支湯（朝・昼・夕）

脈診：左寸動・関浮動有力・尺動無力，右寸動無力・関浮動有力・尺動。脈は64回／分

＊

2009.11.26再診

主訴：大便がやや軟らかい（r-GTP350）。

関連：肩・頸の凝りも大丈夫になった。大便は一日に2回で，やや軟らかい。食欲は普通。冷たいものを飲む回数が非常に少なくなっている（食事をする時だけ）。尿は一日8，9回で，1回の量は200cc，やや黄色。

診断：水飲湿熱の互結証

治則：清熱，利水湿

処方：茵陳五苓散（朝・昼・夕）（もしあれば茵陳四苓散のほうがいい）

脈診：左寸関滑・尺沈動，右寸沈緊・関浮滑・尺沈滑。脈は80回／分
　　　＊
2009.12.03再診
主訴：右少腹部痛。
関連：2，3日前から右少腹部痛があり，押すと痛くなる。朝の内が痛い。時々，夜中に痛くて目が覚める。食後に痛くなる。冷たいものを飲みたい。尿は一日10回で，1回の量は120cc，色は黄で，沫がある。舌苔の色は白中黄で，形は腐膩。
診断：気滞瘀血の食湿の熱化証
治則：行気活血，清熱消食化湿
処方：加味逍遙散（朝・昼・夕）
脈診：左寸関滑・尺動，右寸弦・関滑・尺沈動。脈は80回／分
　　　＊
2009.12.25再診
主訴：特別なし。
関連：食欲正常，飲み物は熱い・冷たい・ぬるいのどれでもいい。尿は一日10回で，1回の量は120cc，色は黄で，沫がある。夢を見たが，内容は忘れた。
診断：気滞の鬱熱証
治則：行気解鬱熱
処方：四逆散（朝・昼・夕）
脈診：左寸関尺動，右寸関尺動。脈は72回／分
　　　＊
2010.01.14（外来再診）
主訴：食欲不振，吐き気。
関連：しばらくはよかった。r-GTPも正常に戻ったので，治療を中止した。2，3日前，また飲みすぎて，食欲不振になり，吐き気がしてきた。口が渇いて，冷たい水をたくさん飲む。尿は一日8回で，1回の量は60cc，色は黄赤で，濁っている。大便は普通。舌質の色は尖紅で，形は裂紋，舌苔の色は白中黄で，形は潤腐。
診断：陰虚の水飲湿熱証
治則：補陰，清熱利水湿
処方：猪苓湯（朝・昼），滋陰降火湯（夕）
脈診：左寸浮滑・関浮緊有力・尺浮緊無力，右寸緊・関尺浮動。脈は118回／分
　　　＊
2010.01.21再診
主訴：尿混濁

関連：食欲不振と吐き気はよくなった。尿は一日10回で，1回の量は150cc，尿の色は黄で，濁っている。口が渇いて，冷たい水をたくさん飲む。大便は普通。
診断：水飲湿熱の互結証
治則：清熱利水湿
処方：茵陳五苓散（朝・昼），黄連解毒湯（夕）
脈診：左寸動・関浮滑有力・尺動，右寸緊・関浮滑有力，尺沈動。脈は88回／分
　　　＊＊
分析：この患者は酒を飲みすぎて，胃脘痛が起こった。診断は陰虚の気滞瘀血の食水湿の熱化証である。脈診は，左寸滑細無力・関浮滑無力・尺動細無力，右寸動無力・関浮滑・尺緊，脈は108回／分だった。熱の病理状態が強いので，脈の回数が非常に速い。証に従って治療した後，熱が軽減して，脈の回数も大減した。ところが，肩頸が少し凝り，風呂に入ると軽減した。その時は，寒さの病理状態が強いので，脈は64回／分になった。さらに治療して，熱と寒の症状がなくなり，脈は正常（80回／分）に戻った。しかし，また酒を飲みすぎて，熱の病理状態が強くなり，脈は118回／分になった。その症例から見ると，寒と熱の病理状態が同時にある時に，数脈や遅脈が出ない可能性もある。熱の病理状態が強い時には数脈が出現し，寒さの病理状態が強い時には遅脈が出現する。さらに，同じ人でも，体の病理状態が異なる時には，異なる異常な脈，または逆の脈が出現することが分かった。

三　弦　脈

[症例6] 痒み
患者名　Tさん／性別　男／年齢　76歳／初診日　2009.11.10［雨］
病名：風疹（西洋医学の病名：蕁麻疹）
主訴：1カ月前から，右臀部に直径15cm，お腹と左右肩に直径5cm位の蕁麻疹があった。手が赤くて痒い。
関連：安静時と朝の痒みが激しく，夜中に痒くて目が覚める。肩凝りは押すと気持ちがいい。風呂に入ると悪化する。口内に塩味を感じる。口が渇いて，冷たいものを飲みたい。尿の回数と量が少なく，色は黄で，沫がある。大便はやや硬い。夢は，昔の会社で働いていて，一所懸命やってもうまくいかないという，残念な夢を見た。左肝経動き負荷テスト制限がある。
診断：陰虚の気滞瘀血の湿濁の熱化証
治則：滋陰，行気活血，清熱化湿濁
処方：柴胡清肝湯（朝・昼・夕）

脈診：左寸緊・関尺弦，右寸関弦・尺滑。脈は88回／分

　　　　＊

2009.11.17再診

主訴：左肩が時々痒い。

関連：臀部・腹部の赤み，痒みが大減，色が黒くなっている。夜の痒みがなくなった。口内の塩味も感じなくなった。風呂に入ると痛みが悪化する。尿の回数と量，大便は正常で，沫も軽減した。夢は見ているが，内容は忘れた。左肝経動き負荷テスト制限がある。

診断：気滞瘀血の湿の熱化証

治則：行気活血，清熱化湿

処方：清上防風湯（朝・昼・夕）

脈診：左寸関浮動有力・尺滑有力，右寸関浮動有力・尺動。脈は85回／分

（しばらく続けて，症状と病巣が90％よくなった）

　　　　＊

2009.12.15再診

主訴：左側の肩・頸部・胸部まで悪化して，腰部にも蕁麻疹が出た。赤くて痒い。

関連：3，4日前，お酒のつまみとして，揚げた小さい海老をたくさん食べた。左側の肩・頸部・胸部が悪化して，夜になると痒い。風呂に入ると悪化する。局部に熱感がある。口が渇いて，冷たいものを飲みたい。尿の色は黄で，沫がある。旅行に行く前に親指の爪がはげ，看護師さんから「旅行したら駄目よ」と言われて嫌な気分になった夢を見た。左肝経動き負荷テスト制限がある。

診断：気滞瘀血の食湿の熱化証

治則：行気活血，清熱化湿消食

処方：清上防風湯（朝・夕）・加味逍遙散（昼）

脈診：右寸関浮動有力・尺弦，右寸関弦有力・尺動。脈は88回／分

　　　　＊

2009.12.22再診

主訴：左肩・頸が時々痒い。

関連：腰部の蕁麻疹が乾燥している。肩・頸・胸の蕁麻疹も大減した。局部に熱感がある。口が渇いて，冷たいものを飲みたい。尿はやや黄色。

診断：気滞の鬱熱証

治則：行気，清解鬱熱

処方：昇麻葛根湯（朝・昼・夕）

脈診：左寸関尺浮動有力，右寸関尺動。脈は80回／分

＊＊

分析：この患者の初診の診断は，陰虚の気滞瘀血の湿濁の熱化証。症状として痒みが激しい，弦脈が4部位に現れた。証に従って漢方を処方すると，痒みも局部の病巣も大減し，診断は気滞瘀血の湿の熱化証だった。ところが，気滞瘀血の病理状態の診断は同じだが，脈を見ると弦脈がなくなって，動脈に変わった。

　2009.12.15の再診では，海老をたくさん食べて，痒みも病巣も悪化した。脈の反応として，まだ弦脈が3部位に現れた（皮膚科の疾病は，食べ物と非常に関係がある。特にアトピーの場合は，食べ物を改善しないと，漢方薬を飲んでも効果があまり出ないことが多いことが，臨床のデータで分かった）。

　以上の治療経過から見ると，弦脈の病理状態は，気血の流れの異常と関係があると考えられる。ほかに，気滞瘀血の病理状態の激しい痒みの症状が出現した時にも，弦脈が現れやすい。

[症例7] 腰足痛

患者名　Kさん／性別　男／年齢　69歳／初診日　2009.6.16［晴れ］
病名：右腰・足痛（西洋医学の病名：腰椎3・4ヘルニア）
主訴：6カ月前から右腰から足，足の指が痛くて痺れる。
関連：右腰と足が痛い。外科，整形で半年治療したが，効果がなくて，手術をすすめられた。友人からは手術をしないほうがいいと言われ，漢方を試すために受診に来た。朝，車の運転中に悪化する。時々，夜中に痛くて目が覚める。腰から足，足の指，足の裏までいつも痺れている。30m歩くと悪化する。腰を手で押さえながらだと，少し歩ける。風呂では変化しない。夜に右腰と足が冷たい。口が渇いて，冷たいものを飲みたい。尿は昼8回，夜2回，量は正常，色は黄で，沫がある。大便は普通。トイレを探してもトイレがない，または，トイレに人がずっと入っているので，外で尿をしてしまい，嫌な気分になる夢をよく見る。右肝経動き負荷テスト制限がある。
診断：気虚の気滞瘀血の湿の熱化証
治則：補気，行気活血，清熱利湿
処方：柴苓湯（朝・昼・夕）
脈診：左寸関弦・尺滑無力，右寸緊・関弦・尺動。脈は68回／分
（しばらく証に従って，漢方をいろいろ変えて治療した後，痛みも痺れも軽減した。夢は忘れる。脈も左寸関尺動，右寸尺動・関滑だった）

＊

2009.11.10再診
主訴：右足が冷たくて痺れる。

関連：この何日か車を長距離運転して，右足が冷たくなり痺れが悪化した。安静時に悪化する。腰が痛くて，押すと気持ちがいい。風呂では変化しない。口が渇いて，やや冷たいものを飲みたい。尿は昼6回，夜1回，量は正常，色は黄で，沫がある。大便は正常。昔の職場の人が出てきて，嫌な気分になる夢を見る。左肝経動き負荷テスト制限がある。

診断：気虚の気滞瘀血の湿の熱化証
治則：補気，行気活血，清熱利湿
処方：柴苓湯（朝・昼・夕）
脈診：左寸関弦・尺沈滑無力，右寸滑有力・関弦有力・尺沈滑。脈は66回／分
（しばらく治療して，また動・滑脈に戻った）

＊

2009.12.08再診
主訴：胃が痛い。
関連：胃が痛くて，安静時に悪化する。臀部が痺れる。押すと気持ちがいい。夜に口が渇き，水を少量飲む。尿は黄色で，沫がある。死んだ友人が女性の遺体と一緒に流れてくる夢を見た。時々，うわごとのようなことを言う（最近，友人の何人かが続けて死んだ。悲しくて自分も次に死ぬかもしれない，など）。

診断：気虚の気滞瘀血の湿の熱化証
治則：補気，行気活血，清熱利湿
処方：柴朴湯（朝・昼・夕）
脈診：左寸滑有力・関浮弦・尺沈動無力，右寸関動有力・尺弦有力。脈は76回／分

＊

2010.01.05再診
主訴：右足の裏が少し痺れる。
関連：正月に5，6時間続けて車の運転をした。神社を4カ所歩いて回り，階段もたくさんあったが，全く平気だった。長時間同じ姿勢の時に，右足の裏が少しジンジンする。尿の沫が少しある。大便は正常。

診断：気滞の湿証
治則：行気化湿
処方：四逆散（朝・夕），平胃散（昼）
脈診：左寸関尺動，右寸尺動・関滑。脈は76回／分

＊＊

分析：この患者の症状は，痛みと痺れが主である。初診の診断は，気虚の気滞瘀血の湿の熱化証だった。弦脈が3部位に現れ，動緊滑脈は一部位ずつ現れた。治療後，弦脈

と緊脈がなくなって，滑脈は変動せず，動脈が増えた。

　2009.11.10の再診のデータでは，長く車を運転した後，痛みと痺れが悪化した。弦脈がまた３部位に現れた原因は，安静の時間が長かったため。安静時に症状が悪化する病理状態は，気血の流れの異常である。だから，弦脈が出現するのは，安静時に症状が悪化することと気血の流れの異常の病理状態とよく関係がある。治療後，痛みが軽減して，弦脈もなくなった。

　2009.12.08の再診のデータでは，友人が続けて亡くなり，そのストレスが溜まったため，胃の痛みを引き起こした。その時に，２部位に弦脈が現れ，治療後，痛みが軽減して，弦脈がなくなった。そのため，ストレスの溜まりが気血の流れの異常を引き起こしたとも考えられる。治療前後のデータから見ると，気滞瘀血証の診断はあまり変わっていないが，痛みの症状が激しい時に弦脈がよく出現し，痛みの症状が軽減したら弦脈もなくなった。だから，弦脈は，気滞瘀血の痛みの激しい時に出現すると考えられる。

四　動　脈

[症例8] 大腿部痛

患者名　Ｉさん／性別　女／年齢　53歳／初診日　2009.07.22［晴れ］
病名：左大腿部の痛み（西洋医学の病名：左股関節痛）
主訴：１カ月前から左大腿部が痛い。
関連：１カ月前から，左大腿部が痛くなった。ソフトボールをする時や朝の内，安静時に痛くなる。押すと痛みが軽減する。風呂の中では変化なし。右手の薬指に活動制限の痛みがある。口が渇いて，ぬるいものを飲みたい。尿は黄色で，少し泡がある。大便は正常。今週，心配な夢を見た。
診断：気虚の気滞の湿の熱化証
治則：補気行気，清熱化湿
処方：柴苓湯（朝・昼・夕）
脈診：左寸動無力・関尺沈動無力，右寸弦・関滑・尺動無力。脈は66回／分

　　　＊

2009.08.05再診
主訴：左大腿部に活動制限の痛み。
関連：左大腿部の痛みが大減。ソフトボールの試合後に痛みが悪化する。安静時や動き始めの時に痛くなる。口が渇いて，飲み物は何でもいい。二便とも正常。最近，夫と喧嘩をした夢を見た。

診断：気虚の気滞証
治療：補気行気
処方：補中益気湯（朝・昼・夕）
脈診：左寸関動・尺動無力，右寸関動・尺動無力。脈は66回／分

＊

2009.08.26再診
主訴：右の薬指が痛い。
関連：左股関節の痛みがよくなった。右の薬指が痛い。指を曲げる時に痛くて，正常な角度まで曲がらない。二便とも正常。夢を見たが，内容は忘れた。
診断：気滞証
治療：行気
処方：四逆散
脈診：左右寸関尺動。脈は68回／分

＊＊

分析：この患者の症状は左大腿部の痛みで，初診の診断は，気虚の気滞の湿の熱化証であり，脈診のデータは，左寸動無力・関尺沈動無力，右寸弦・関滑・尺動無力である。証に従って，漢方薬と鍼で治療すると，症状が軽減し，脈診のデータは左寸関動・尺動無力，右寸関動・尺動無力となった。治療前後を較べたら，弦脈と滑脈がなくなった。この症例から見ると，血液の流れの異常はないが，弦脈も出現した。ということは，弦脈は，気の流れの異常や血の流れの異常も関連があると考えられる。だが，激しい痛みの症状は共通だった。

　２回目の治療後，無力の脈も軽減した。３回目には，痛みがよくなって，右の薬指の活動制限の痛みも軽減し，その時の診断は気滞証である。脈診のデータは，寸・関・尺がすべて動脈だった。だから，動脈は，気の流れの異常と関係があると考えられる。

五　滑　脈

［症例9］眼のアレルギー

患者名　Uさん／性別　女／年齢　56歳／初診日　2009.09.15［晴れ］
病名：左右眼瞼の痒み（西洋医学の病名：眼のアレルギー）
主訴：１カ月前から左右の眼瞼が赤い，痒くて腫れている。
関連：１カ月前から，左右の眼瞼が赤く，痒くて腫れていたので，皮膚科で眼のアレルギーと診断されて治療をしたが，あまり効果がなかった。漢方を確かめるために受診

しに来た。朝，眼が腫れっぽい。安静時，運動した後，風呂で悪化する。局部に熱感がある。二便とも正常。今週覚えている夢は，娘と喧嘩して怒っているという内容だった。左肝経動き負荷テスト制限がある。

診断：陰虚の気滞瘀血の鬱熱証
治則：滋陰，行気活血，解鬱熱
処方：荊芥連翹湯（朝・昼・夕）
脈診：左寸関動無力・尺沈動，右寸動無力・関弦・尺動。脈は68回／分

　　　＊

2009.09.29再診（2週間に1回診察）
主訴：目やにがたくさん出た。
関連：眼瞼の痒み，赤み，腫れが80％よくなった。朝に赤みが出たが，すぐおさまる。ところが，最近，濃く，黄色の目やにが出てきた。尿は黄色。大便は正常。肩が凝って，押すと気持ちがいい。風呂では変化しない。日常生活の夢を見る。左肝経動き負荷テスト制限がある。眼瞼の状態がよくなっているのに，どうして目やにが多く出てきたのか。患者さんに聞いたところ，ここ1週間の生活習慣が変わっている。体の状態には，血液の流れの異常が関係していると聞き，それで，テレビや友達から納豆を食べると血液の流れがよくなると知り，今週は毎日毎食，納豆を食べている。だから眼が早く治ったのではないか，と患者は言う。それは大間違いだった。目やにの原因は，納豆を食べ過ぎたため。納豆の性質は平，味は甘くてベタベタで，詰まりやすくなり，詰まると異常な排泄物が出やすいと患者に説明した。納豆をやめてもらって，漢方薬も変えた。

診断：気虚の気滞瘀血の濁の熱化証
治則：補気，行気活血，清熱化濁
処方：柴朴湯（朝・夕），清上防風湯（昼）
脈診：左寸尺沈動無力・関滑無力，右寸滑無力・関滑・尺沈滑無力。脈は74回／分

　　　＊

2009.10.13再診
主訴：眼瞼の赤み。
関連：目やに，痒み，腫れがなくなった。時々，朝に赤みがあり乾燥する。尿は黄色。大便は正常。夢は見るが，内容を忘れる。

診断：気滞の鬱熱証
治則：行気，解鬱熱
処方：四逆散（朝・昼），昇麻葛根湯（夕）
脈診：左寸沈動・関尺動，右寸関尺動。脈は80回／分

＊＊
分析：この患者の初診の症状は，眼瞼が赤く，痒くて腫れる。異常な排泄物（大便・尿・分泌物の異常）はまだ出ていなかった。診断は，陰虚の気滞瘀血の鬱熱証だった。脈診は左寸関動無力・尺沈動，右寸動無力・関弦・尺動だった。証に従って治療した後，痒みの症状がよくなり，弦脈がなくなった。

　ところが，続けて納豆を食べすぎて，目やに（濃い異常な排泄物）がたくさん出た。診断は，気虚の気滞瘀血の濁の熱化証だった。その時の脈診は，左寸尺沈動無力・関滑無力，右寸滑無力・関滑・尺沈滑無力だった。初診の脈のデータと較べると，滑脈が4部位に出現した。診断を較べると，濁（濃い異常な排泄物）の病理状態が増えた。また，証に従って，納豆を食べるのをやめ，漢方薬を変えて治療したら，　がなくなり，滑脈も消えた。だから，濃い異常な排泄物（濁の病理状態）は，滑脈と関係があると考えられる。

[症例10] アトピー（分泌物）

患者名　Kさん／性別　男／年齢　46歳／初診日　2009.05.12 ［曇り］

病名：全身の湿疹（西洋医学の病名：アトピー）

主訴：長年，顔・頸・全身が赤く，痒くて腫れ，分泌物が多い。

関連：長年，皮膚科で治療したが，あまり効果がなかった。漢方を確かめるために受診しに来た。夜中に顔と頸が痒くて目が覚める。疲れた時や朝と夕方，暑い時に痒みが悪化する。風呂に入ると悪化する。局部に熱感があり，口が渇いて，冷たいものを飲みたい。尿は黄色。大便は正常。顔から足まで，黄色でベタベタの分泌物が出ている。左右肝経動き負荷テスト制限がある。

診断：陰虚の気滞瘀血の湿の熱化証

治則：滋陰，行気活血，清熱利湿

処方：柴胡清肝湯（朝・夕），消風散（昼）
　　　（西洋薬を塗りながら，漢方薬を飲む）

脈診：左寸滑・関弦・尺沈滑無力，右寸尺動・関滑。脈は65回／分

＊

2009.07.07再診（仕事が忙しくて受診に来られない。同じ漢方薬を飲んでいる）

主訴：顔と頭が少し痒い。

関連：体の分泌物の90％はなくなり，体の痒みも軽減，夜も大丈夫になった。朝，暑い時や風呂に入ると悪化する。疲れはあまり関係がなく，逆に休みの日に痒みがある。局部に熱感がある。口が渇いて，冷たいものを飲みたい。尿は黄色。大便は正常。右肝経動き負荷テスト制限がある。

診断：気滞瘀血の湿の熱化証
治則：行気活血，清熱化湿
処方：黄連解毒湯（朝・昼），柴胡清肝湯（夕）
脈診：左寸関尺動，右寸沈動・関滑・尺動。脈は68回／分
　　　　＊
2009.07.28再診（受診してなく，漢方薬が2週間分切れた）
主訴：顔と頸に分泌物が出る。
関連：最近，漢方薬が切れていて，かつ飲み会があった。油っぽい食べ物とビールを摂りすぎて，顔と頸に分泌物が出て痒い。分泌物が濃い。暑い時や歩いている途中，汗が出た時に痒みが悪化する。風呂に入ると悪化する。口が渇いて，冷たいものを飲みたい。金属音のような耳鳴りがして，安静時に悪化する。尿は黄色。大便は正常。右肝経動き負荷テスト制限がある。
診断：気滞瘀血の食湿の熱化証
治則：行気活血，清熱化湿消食
処方：黄連解毒湯（朝・夕），消風散（昼）
脈診：左寸関尺滑，右寸沈動・関尺滑。脈は68回／分
　　　　＊
2009.09.29再診（同じ漢方薬を飲んでいる。西洋薬はあまり塗っていない）
主訴：顔と頸がやや痒い。
関連：顔・頸部が痒い。朝，暑い時，夕方と疲れた時，風呂に入ると痒くなる。局部に熱感がある。尿は黄色で，少々分泌物が出る。最近，心配な夢をよく見る。右肝経動き負荷テスト制限がある。
診断：陰虚の気滞瘀血の湿の熱化証
治則：滋陰，行気活血，清熱利湿
処方：柴胡清肝湯（朝・夕），消風散（昼）
脈診：左寸関尺動無力，右寸動・関滑・尺沈動無力。脈は66回／分
　　　　＊＊
分析：この患者は，アトピーの分泌物が多いタイプの症例である。初診の時に，全身にベタベタな分泌物（濃い異常な排泄物）が出ていた。診断は，陰虚の気滞瘀血の湿熱証だった。脈診のデータは，滑脈が4部位に現れた。証に従って，治療した後，ベタベタの分泌物が90％なくなり，滑脈は1部位に残っている。診断は，気滞瘀血の湿熱証だった。治療前後の病理状態と脈のデータから検討すると，濃い異常な排泄物（湿の病理状態）は滑脈と関係があるが，さらに，濃い異常な排泄物（湿の病理状態）の軽重の程度は滑脈の出現した個数と関係があると考えられる。そして，このことは，

臨床の治療前後の評価に対して，もっと役に立つようになった。

　　漢方薬が2週間切れたことと食べ物の影響で，またベタベタの分泌物が出て，その時に，滑脈も5部位が現れた。証に従って，漢方薬を続けて飲むと，滑脈がまた1部位に戻った。

[症例11] 尿沫・食滞・軟便・便秘・痰

　患者名　Tさん／性別　女／年齢　53歳／初診日　2009.04.15［晴れ］

病名：右肩・頸の凝り（西洋医学の病名：右肩痛）

主訴：1カ月前から右肩・頸の凝り，右の手・手の指が痺れる。

関連：右の肩・頸が凝って痛い。生理の前，朝の内に悪化する。20～30分間動かすと軽減する。安静時に，右の手と手の指が痺れる。押したら気持ちがいい。風呂に入ると軽減する。局部に熱感があり，足の指先が冷たい。尿は黄色で，沫がある。舌の左右の両辺に，大きく長い瘀血斑があり，右の心包経の動き負荷テスト制限がある。

診断：陽気虚の気滞瘀血の湿の熱化証

治則：補陽，行気活血，清熱化湿

処方：柴胡桂支湯（朝・昼・夕）

脈診：左寸動・関弦・尺沈滑無力，右寸動無力・関弦・尺沈渋。脈は60回／分

　　　＊

2009.04.29再診（2週間に1回診察）

主訴：右肩・頸の痛みが大減，2，3日前から右肩・頸が凝る。

関連：朝の内に悪化する。少し動かすと軽減する。安静時に右の手指が痺れる。尿は黄色で，沫がなくなった。舌の左右の両辺に，大きく長い瘀血斑があり，右の心包経の動き負荷テスト制限はなし。

診断：気滞瘀血の鬱熱証

治則：行気活血，清解鬱熱

処方：四逆散（朝・昼・夕）

脈診：左寸関動・尺沈動，右寸関動・尺沈動。脈は66回／分

　　　＊

2009.05.13再診

主訴：右頸・肩・手のこわばり。

関連：最近肉を食べたくなり，食べすぎてお腹が張っている。右頸・肩・手のこわばりは，朝に悪化し，少し動かすと軽減する。右手指が痺れる。尿は黄色。大きく長い瘀血斑が軽減した。右の心包経の動き負荷テスト制限がある。

診断：気滞瘀血の食の熱化証

治則：行気活血，清熱消食
処方：加味逍遙散
脈診：左寸動・関尺滑，右寸動・関滑・尺沈滑。脈は76回／分
　　　　＊
2009.06.17再診
主訴：足の裏の熱感。
関連：夕方から夜にかけて，足の裏に熱感がある。安静時に右手が痺れる。動かすと軽減する。冷たいものを飲みたい。尿はやや黄色。右の心包経の動き負荷テスト制限がある。
診断：気滞瘀血の鬱熱証
治則：行気活血，清解鬱熱
処方：四逆散（朝・昼），昇麻葛根湯（夕）
脈診：左右寸関尺動。脈は76回／分
　　　　＊
　2009.07.01／07.15／07.29／08.19の再診では，肩・頸の症状が大減，脈診もずっと寸・関・尺・動脈だった。
　　　　＊
2009.09.02再診
主訴：下痢
関連：昨日，フランス料理を食べた。今日は軟便6回。尿は黄色。冷たいものを飲みたい。
診断：気滞の食湿の熱化証
治則：行気，清熱，消食利湿
処方：十味敗毒湯（朝・昼・夕）
脈診：左寸動・関尺滑無力，右寸動・関滑・尺沈滑無力。脈は85回／分
　　　　＊
2009.10.14再診
主訴：手がだるい。
関連：手の仕事をしすぎるとだるくなった。温めると軽減する。右足が痺れ，風呂に入ると軽減する。熱いもの，温かいものを飲みたい。尿は黄色で，沫が少しある。困っているなど心配な夢を見る。右の心包経の動き負荷テスト制限がある。
診断：陽気虚の寒凝気滞瘀血の湿の熱化証
治則：補陽気，散寒，行気活血，清熱化湿
処方：柴胡桂枝湯（朝・昼・夕）

脈診：左寸動・関滑渋・尺沈動，右寸動無力・関滑・尺沈動。脈は72回／分

　　　　＊

2009.12.02再診

主訴：右肩の凝り。

関連：三日間前から寒くなって，右肩が凝る。押すと痛い。寒い時，朝に悪化する。寝る時に手足が痺れる。熱いものを飲みたい。尿は黄色。右の心包経の動き負荷テスト制限がある。

診断：寒凝気滞瘀血の鬱熱証

治則：散寒，行気活血，清解鬱熱

処方：柴胡桂支乾姜湯（朝・昼・夕）

脈診：左寸関尺動，右寸尺動関弦。脈は64回／分

　　　　＊

2009.12.16再診

主訴：便秘

関連：最近，大便がコロコロとしていて，洗浄便座の温水にあたると便が出る。膝より下が冷たい。安静時や寒い時に悪化する。風呂で軽減する。尿は黄色。右の心包経の動き負荷テスト制限がある。

診断：寒凝気滞瘀血の濁の熱化証

治則：散寒，行気活血，清熱降濁

処方：柴胡桂支乾姜湯（朝・夕），桃核承気湯（昼）

脈診：左寸動・関尺滑，右寸関滑・尺動。脈は75回／分

　　　　＊

2009.01.13再診

主訴：肩凝り。

関連：桃核承気湯を飲まなくても，大便が正常になった。肩・頸が時々凝る。安静時に悪化する。押すと気持ちがいい。風呂に入ると軽減する。尿は黄色。

診断：陽気虚の寒凝気滞の鬱熱証

治則：補陽気，散寒，行気，清鬱熱

処方：柴胡桂支乾姜湯（朝・昼・夕）

脈診：左寸関動・尺動無力，右寸関動・尺動無力。脈は80回／分

　　　　＊

2009.01.27再診

主訴：咳をすると白黄色の痰が出る。

関連：4，5日前から風邪をひいて，朝や寒い時，くしゃみや咳が出やすい。風呂に入

ると軽減する。痰は濃い白黄色。尿は黄色。大便は正常。

診断：寒凝気滞の痰の熱化証

治則：散寒，行気，清熱化痰

処方：柴胡桂支乾姜湯（朝・昼・夕）

脈診：左寸動・関滑・尺沈滑，右寸関滑・尺沈滑。脈は80回／分

＊＊

分析：この患者の初診時は，右頸・肩が凝って痛く，右の手が痺れる。尿は黄色で，沫が少しあった。診断は陽気虚の気滞瘀血の湿熱証であり，脈診は左寸動・関弦・尺沈滑無力，右寸動無力・関弦・尺沈動渋であった。証に従って治療後，尿の沫がなくなり，再診の診断は気滞の鬱熱証であった。その時の脈診は，左寸関動・尺沈動，右寸関動・尺沈動であった。渋脈や滑脈や弦脈と無力の脈がなくなった。尿の沫がなくなった時に，滑脈も消えた。そのため滑脈は，尿の沫の状態と関係があると考えられる。

　3診目は，肉を食べ過ぎて，お腹が張っている。診断は気滞瘀血の食の熱化証であり，脈診は左寸動・関尺滑，右寸動・関滑・尺沈滑だった（4診目は，夕方から夜にかけて足の裏に熱感があり，診断は気滞瘀血の鬱熱証だった。その時の脈診は，左右寸関尺動だった）。そのため，滑脈は食滞の病理状態と関係があると考えられる。

　5診目の症状は，前日フランス料理を食べて，その日は6回軟便が出た。診断は気滞の食湿の熱化証で，脈診は左寸動・関尺滑無力，右寸動・尺沈滑無力であった。また，滑脈が多くなった。治療後，下痢が止まり（まだ尿の沫が少しある），滑脈が減った。再診の脈は，左寸動・関滑渋・尺沈動，右寸動無力・関滑・尺沈動であった。続けて治療した後，尿の沫もなくなり，滑脈も消えた。脈診は左寸関尺動，右寸関尺動であった。そのことから，滑脈が食湿の病理状態とも関係があると考えられる。

　次の再診の症状は，大便がコロコロとしていて，洗浄便座の温水にあたると便が出る。診断は，寒凝気滞瘀血の濁の熱化証だった。脈診は左寸動・関尺滑，右寸関滑・尺動であった。治療後，便秘がなくなった。次の再診の症状は肩凝りで，診断は陽気虚の寒凝気滞の鬱熱証だった。脈診は左寸関動・尺動無力，右寸関動・尺動無力であった。そのことから，滑脈は便秘（濁）の病理状態と関係があると考えられる。

　2009.01.27再診の症状は，咳をすると濃い白黄色の痰が出て，診断は寒凝気滞の痰の熱化証だった。脈診は左寸動・関滑・尺沈滑，右寸関滑・尺沈滑であった。痰が出る時，滑脈も出てくる。そのことから，濃い痰は滑脈と関係があると考えられる。

　この患者の診療のデータから見ると，滑脈は，痰食湿濁の病理状態および尿沫や軟便や便秘や痰の症状（いわゆる，濃い異常な排泄物）と関係があると考えられる。

六　緊　脈

［症例12］夜間の頻尿

患者名　Kさん／性別　女／年齢　70歳／初診日　2009.10.27［晴れ］

病名：頻尿（西洋医学の病名：慢性膀胱炎）

主訴：1年前から，夜間頻尿が4,5回あり，下腹部が重たくて張っている。

関連：泌尿科で治療したが，効果があまりなかった。漢方を確かめるために診察を受けに来た。夜間（夜10時から朝6時まで）の尿は4,5回で，寒い日と体を動かした後に悪化し，風呂に入ると軽減する。温かいものを飲みたい。昼の尿は7,8回，尿量は180cc／回，色は黄。大便は正常。よくトイレを探す夢や，死んだ人が出てくる恐い嫌な夢を見る。右肝経動き負荷テスト制限がある。

診断：陽気虚の気滞瘀血の水飲停留の熱化証

治則：補陽気，行気活血，利尿清熱

処方：柴胡桂支湯＋田三七（朝・昼・夕）

脈診：左寸緊・関弦・尺沈動無力，右寸関浮緊・尺沈緊。脈は76回／分

　　　　＊

2009.11.10再診（2週間に1回診察）

主訴：下腹部が重たくて張る。

関連：夜間の尿は2回になった。下腹部の違和感は，夜間や，体を動かしすぎた時に悪化する。風呂に入ると症状が軽減する。温かいものを飲みたい。昼の尿の回数は10回以上（尿量の平均1800cc／日），色は黄（減）。大便は正常。最近トイレの夢を見ない。嬉しい夢や怒ったりする嫌な夢を見る。右肝経動き負荷テスト制限がある。

診断：陽気虚の気滞瘀血の水飲停留の熱化証

治則：補陽気，行気活血，利尿清熱

処方：牛車腎気丸（朝・夕），茵陳五苓散（昼）

脈診：左寸緊有力・関弦有力・尺動無力，右寸緊有力・関弦有力・尺動無力。脈は64回／分

　　　　＊

2009.11.17再診

主訴：下腹部の違和感が軽減。

関連：下腹部の違和感は，昼は気にならない。夜も30％軽減した。体を動かしすぎた日は悪化する。風呂に入ると軽減する。温かいものを飲みたい。寒い日に悪くなる。昼の尿の回数は10回以上（尿量の平均1600cc／日），色は淡黄。大便は正常。時々嫌な

夢を見る。右肝経動き負荷テスト制限がある。

診断：陽気虚の気滞瘀血の水飲停留証

治則：補陽気，行気活血，利尿

処方：牛車腎気丸（朝・夕），当帰四逆加呉茱萸生姜湯（昼）

脈診：左寸緊有力・関動・尺沈動無力，右寸動・関弦有力・尺動無力。脈は64回／分

＊

2009.11.24再診

主訴：下腹部に時々少し違和感がある。

関連：夜間の尿がなくなった。下腹部の違和感が夜に時々あり，特，体を動かしすぎることと関係がある。風呂に入ると軽減。温かいものを飲みたい。昼の尿の回数は8回以上（尿量の平均は1400cc／日），色は淡黄。大便は正常。

診断：陽気虚の気滞証

治則：補陽気，行気

処方：当帰四逆加呉茱萸生姜湯（朝・昼・夕）

脈診：左寸関動有力・尺沈動無力，右寸関動・尺動無力。脈は65回／分

＊＊

分析：この患者の初診の主訴は夜間頻尿（4，5回）であり，診断は陽気虚の気滞瘀血の水飲停留の熱化証であり，脈診は左寸緊・関弦・尺沈動無力，右寸関浮緊・尺沈緊である。証に従って治療後，再診の診断は同じだが，夜間の尿の回数が減って，緊脈の個数も減った。その時に，再診の主訴は下腹部の張りで，脈診では弦脈が増えた。続けて治療した後，夜間の尿がなくなり，昼間の尿の回数・量も正常になり，緊脈もなくなった。下腹部の張りも非常に軽減して，弦脈もなくなった。この症例の治療前後のデータから検討すると，尿量が異常（この患者は尿量が多い）になった時に，緊脈が出現する。ということは，緊脈が尿量の異常（薄い異常な排泄物の病理状態）と関係があることが解明された。

[症例13] 円形脱毛症

患者名　Kさん／性別　女／年齢　48歳／初診日　2009.08.25［晴れ］

病名：脱髪（西洋医学の病名：円形脱毛症）

主訴：3カ月前から，頭頂部2カ所に500円玉の2倍の大きさの髪抜けがある。

関連：風呂に入って髪を洗う時に抜けやすい。気になると痒くなる。帽子を被ると，痒みと局部のベタベタとした感覚が悪化する。尿は一日に3回，尿量200cc／回，色は黄。大便は正常。嫌な夢をよく見る。左肝経動き負荷テスト制限がある。舌質の色は尖紅で，形は裂紋・嫩，舌苔の色は白で，形は透明な（薄い）潤苔である。皮膚科の

塗り薬と漢方で同時に治療した。
診断：陰虚の気滞瘀血の水飲湿の熱化証
治則：補陰，行気活血，清熱利水湿
処方：猪苓湯（朝・昼），消風散＋サフラン（夕）
脈診：左寸滑無力・関弦・尺沈動無力，右寸関緊無力・尺沈緊無力。脈は72回／分
（証に従って治療原則を立て，処方をして4週間の治療後，症状が軽減，尿量も増えた）
　　　　＊
2009.10.06再診（5回目）
主訴：頭部が時々痒い。
関連：髪を洗う時に，髪の抜けが少なくなっている。髪の抜けた所に短い髪が出てきて，髪の隙間が見えなくなった。朝の内に時々痒くなる。局部に少しベタベタ感がある。尿量は一日に1000ccになり，色は黄。大便は正常。
診断：気滞瘀血の湿熱証
治則：行気活血，清熱利湿
処方：消風散＋サフラン（朝・昼・夕）
脈診：左寸動・関滑・尺沈動，右寸動・関尺動。脈は66回／分
　　　　＊
2009.10.27再診（8回目）
主訴：肩が凝る。
関連：髪が長く伸びた。最近，出かけることが多くて，疲れて肩が凝る。押すと気持ちがいい。風呂に入ると症状が軽減する。口が渇いて，冷たいものを飲みたい，尿は一日に3回，合わせた量は700〜800cc位で，色は黄。左肝経動き負荷テスト制限がある。舌診では，舌質の色は尖紅で，形は裂紋・嫩，舌苔の色は白で，形は透明な（薄い）潤苔である。
診断：陰陽両虚の気滞瘀血の水飲の熱化証
治則：補陽滋陰，行気活血，利尿清熱
処方：炙甘草湯（朝・夕），猪苓湯（昼）
脈診：左寸関動・尺動無力，右寸関緊有力・尺沈動無力。脈は72回／分
　　　　＊
2009.11.10再診（9回目）
主訴：髪が抜ける。
関連：最近，会社のことでストレスが溜まった。時々痒くて，風呂の中でまた髪が抜ける。肩が痛くなって，押すと痛い。風呂に入ると軽減する。口が渇いて，熱いもの・冷たいものに関係なく飲みたい。尿のは一日に3, 4回，合わせた量は1000cc位で，

色は黄。大便は正常。夢を見てもすぐに忘れる。左肝経動き負荷テスト制限がある。
舌診では，舌質の色は尖紅で，形は裂紋・嫩，舌苔の色は白で，形は薄い。

診断：寒凝気滞瘀血の鬱熱証
治則：散寒行気活血，清解鬱熱
処方：柴胡桂枝乾姜湯（朝・昼・夕）
脈診：左寸関動・尺滑，右寸動・関弦・尺沈動。脈は72回／分

　　　　＊

2009.11.17再診（10回目）
主訴：頭部が痒い。
関連：最近，会社の仕事が多くて，5，6時間坐り続けて仕事をしている。今日の昼間痒かった。風呂は関係がなく，口が渇いて，熱いものを飲みたい。食欲不振。尿は一日に3回，合わせた量は850cc位で，色は黄。大便は正常。夢を見てもすぐに忘れる。左肝経動き負荷テスト制限がある。舌診では，舌質の色は紫絳・尖紅で，形は裂紋・嫩，舌苔の色は白で，形は腐潤である。

診断：寒凝気滞瘀血の水食の熱化証
治則：散寒，行気活血，清熱利水消食
処方：柴胡桂枝乾姜湯（朝・昼・夕）
脈診：左寸動・関滑・尺緊，右寸緊・関滑・尺沈動。脈は68回／分

　　　　＊

2009.12.01再診（12回目）
主訴：頭部の痒みと，左前額一円玉くらいの髪抜け。
関連：最近，睡眠不足で（一日3，4時間），左前額に一円玉くらいの髪抜けがあった。安静時や夕方に痒い。風呂に入ると悪化する。口が渇いて，ぬるいものを飲みたい。尿は一日に3回，合わせた量は900cc位，色は黄で，沫がある。大便は正常。夢を見てもすぐに忘れる。左肝経動き負荷テスト制限がある。舌診では，舌質の色は尖紅で，形は裂紋・嫩，舌苔の色は白で，形は薄潤である。

診断：陰虚の気滞瘀血の水飲湿の熱化証
治則：滋陰，行気活血，清熱利水化湿
処方：猪苓湯（朝・昼），柴胡清肝湯（夕）
脈診：左寸緊無力・関滑無力・尺動，右寸関動・尺滑。脈は72回／分

　　　　＊

2009.12.22再診（14回目）
主訴：肩凝り。
関連：今日，仕事中に長く坐っていて，肩が凝った。押すと痛い。風呂では変化なし。

尿は一日に4回，合わせた量は1100cc位で，色は黄。大便は正常。日常生活に関わる夢を見た。左肝経動き負荷テスト制限がある。

診断：気滞瘀血の鬱熱証

治則：行気活血，清解鬱熱

処方：四逆散＋サフラン（朝・昼・夕）

脈診：左寸関尺動，右寸関尺動。脈は66回／分

（しばらくは後頭部の髪がよくなった。左前額部の髪も長く出ている。肩凝り，尿などの状態もいい）

　　　＊

2010.03.02再診（23回目）

主訴：花粉症（鼻アレルギー）。

関連：しばらくよかったが，2月下旬から花粉症が出た（毎年この時期に発症）。花粉症の薬を飲まないと，サラサラの鼻水が止まらない。特に朝がひどい。肩が凝り，押すと痛い。風呂に入ると軽減する。熱いものを飲みたい。尿量は正常（結構増えた）で，色は黄。大便は正常。舌苔の形は潤。左肝経動き負荷テスト制限がある。

診断：寒凝気滞瘀血の水飲停留の熱化証

治則：散寒，行気活血，清熱利尿

処方：柴胡桂枝乾姜湯（朝・夕），茵陳五苓散（昼）

脈診：左寸関尺動，右寸関緊・尺動。脈は76回／分

　　　＊

2010.03.30再診（23回目）

主訴：なし。

関連：左前額の髪が長く伸びた。食欲は正常。熱いものを飲みたい。尿量は正常，色は黄。大便も正常。舌苔の形は薄い。夢を見たが，内容は忘れた。左肝経負荷制限がある。

診断：寒凝気滞瘀血の鬱熱証

治則：散寒，行気活血，清鬱熱

処方：柴胡桂枝乾姜湯（朝・昼・夕）

脈診：左寸関尺動，右寸関尺動。脈は72回／分

　　　＊＊

分析：この患者の初診の病名は円形脱毛症で，主な症状として一日の尿量が少ない。診断は陰虚の気滞瘀血の水飲湿の熱化証であり，脈診は左寸滑無力・関弦・尺沈動無力，右寸関緊無力・尺沈緊無力。脈は72回／分である。証に従って治療した後，髪抜けの状態が軽減した上に，尿量が増えて正常になり，緊脈もなくなった。しかし，疲れた

時には尿量が減り，緊脈がまた出現した。ほかに，3月の鼻アレルギー（サラサラの鼻水）の時期にも，緊脈が出現した。この症例の治療前後のデータから検討すると，尿量が異常（この患者は尿量が少ない）になった時，あるいはサラサラの鼻水の症状が出た時に，緊脈が出現する。ということは，緊脈が尿量の異常と関係があるだけではなく，サラサラの鼻水とも関係がある。緊脈は，いわゆる薄い異常な排泄物の病理状態と関係があることが解明された。

[症例14] 膀胱癌

患者名　Tさん／性別　男／年齢　71歳／初診日　2009.08.25［晴れ］
病名：夜間頻尿（西洋医学の病名：膀胱癌），左脳梗塞の片麻痺，心臓病，糖尿病など
主訴：1年前から，夜間の尿が4，5回あり，尿量が少ない。
関連：H病院の泌尿器科で膀胱癌と診断され，心臓病もあるために薬を飲めず，手術の方法しかないと言われる。いろいろな病気を持っているが，手術をしたくないので，漢方を確かめるために診察を受けに来た。夜間（夜1時から朝6時まで）の尿は4，5回で，毎回の量が50cc位，昼は8，9回で，150cc位ある。食欲がない。動悸，めまいなどの症状を伴う。左膝が痛くて，長く歩いた後悪化する。寒い日に悪い。風呂に入ると軽減する。温かいものを飲みたい。尿は黄色で，沫が出る。便秘（下剤を使用している）がある。死んだ人が出てきて吃驚（びっくり）するような，嫌な変な夢を見る。左心包経，左右肝経動き負荷テスト制限がある。
診断：陽気虚の気滞瘀血の水飲湿食濁の熱化証
治則：補陽気，行気活血，利尿消食化湿清熱
処方：牛車腎気丸（朝・夕），茵蔯五苓散（昼）（西洋薬の下剤を使用中）
脈診：左寸動無力・関弦・尺滑，右寸関浮緊・尺沈動。脈は76回／分

　　　＊

2009.09.08再診（3回目）
主訴：夜間の尿の回数が減った。腰足が痛い。
関連：今週は夜間の尿の回数が減った（8／30，9／3に4回，8／31，9／1，2，4に3回，9／5．6に2回）。尿量が増えた。昼の尿の回数は8，9回，量は普通，色は黄。大便には下剤を使用している。食欲がない。口膩（こうじ）（口の中がねばっこい）・口干（口の中が渇く）で，熱いものを飲みたい。寒い時に悪化する。舌質の色は紫，舌苔の形は潤である。左右肝経動き負荷テスト制限がある。
診断：陽気虚の気滞瘀血の水飲食濁の熱化証
治則：補陽気，行気活血，消食利水清熱
処方：大防風湯（朝・夕），茵蔯五苓散（昼）（西洋薬の下剤を使用中）

脈診：左寸動・関滑・尺動，右寸緊・関滑・尺動。脈は80回／分
　　　＊
2009.09.15再診（4回目）
主訴：夜間の尿の回数が減った。
関連：今週，夜間の尿の回数が減った（9／8，10，14に3回，9／9，11，12，13に2回）。尿量が増えた（夜は150cc／回）。昼の尿の回数は7，8回，量は普通，色は黄。大便には下剤を使用している。食欲がない。口膩・口干で，熱いものを飲みたい。疲れた時や寒い時に悪化する。風呂に入ると軽減する。左右肝経動き負荷テスト制限がある。
診断：陽気虚の気滞瘀血の食濁の熱化証
治則：補陽気，行気活血，消食清熱
処方：大防風湯（朝・夕），茵陳五苓散（昼）（西洋薬の下剤を使用中）
脈診：左寸関尺動，右寸動・関滑・尺動。脈は84回／分
　　　＊
2009.09.29再診（5回目）
主訴：夜間の尿の回数が増えた。
関連：症状が軽減したし，飲む薬が山ほどあるため，最近は漢方薬を飲んでいない。夜間の尿の回数が増えた（9／22，27，28に5回，9／20，21，29に4回）。尿量は20cc／回。食欲がない。口膩・口干で，熱いものを飲みたい。疲れると悪化する。風呂に入ると軽減する。寒い時に悪化する。昼の尿の回数8回以上，量が多く，色は黄。大便には下剤を使用している。舌苔の形は潤。左右肝経動き負荷テスト制限がある。
診断：陽気虚の気滞瘀血の水飲食濁の熱化証
治則：補陽気，行気活血，利水消食清熱
処方：牛車腎気丸（朝・夕），茵陳五苓散（昼）（西洋薬の下剤を使用中。）
脈診：左寸関動・尺沈動，右寸関緊・尺動。脈は74回／分
　　　＊
2009.10.13再診（6回目）
主訴：夜間の尿の回数が減った。
関連：漢方薬を飲んだ1週間後，夜間の尿の回数が減った（10／8，11に3回，10／7に2回，10／6，9，10，12に1回）。尿量は100cc／回。朝動いた後，食欲が少しある。口膩・口干で，熱いものを飲みたい。疲れると悪化する。風呂に入ると軽減する。寒い時に悪化する。昼の尿の回数は8回以上，量は正常，色は黄で，沫がある。大便には下剤を使用している。左右肝経動き負荷テスト制限がある。
診断：陽気虚の気滞瘀血の食湿濁の熱化証

治則：補陽気，行気活血，消食化湿清熱
処方：柴胡桂支湯（朝・昼・夕）（西洋薬の下剤を使用中）
脈診：左寸関浮動・尺動，右寸関浮滑・尺動。脈は80回／分
　　　　＊
2009.11.10再診（7回目）
主訴：夜間の尿の回数が悪化した。
関連：しばらく症状が安定していたが，10／25日に，娘が乳癌と診断されて，手術を受けないといけなくなったため，心配して，夜間の尿の回数が増えた（10／26, 31に5回，10／27, 11／1, 2, 4, 6, 7, 10に4回，10／28, 29, 30, 11／3, 5, 8, 9に3回）。尿量が少ない。食欲がない。口膩・口干で，熱いものを飲みたい。疲れると悪化する。風呂に入ると軽減する。寒い時に悪化する。足が冷たい。昼の尿の回数は10回以上，量は正常，色は黄で，沫がある。大便には下剤を使用している。左右肝経動き負荷テスト制限がある。
診断：陽気虚の気滞瘀血の食湿濁の熱化証
治則：補陽気，行気活血，消食化湿利尿清熱
処方：牛車腎気丸（朝・夕），茵陳五苓散（昼）（西洋薬の下剤を使用中）
脈診：左寸緊・関尺滑，右寸関緊・尺動。脈は80回／分
　　　　＊
2009.11.24再診（8回目）
主訴：夜間の尿の回数が悪化した。
関連：前回の漢方薬を飲んで，夜間の尿の回数は改善したが（11／13, 16, 17, 18に3回，11／12, 15に2回，11／11, 14, 19に1回），11／20，H病院に検査に行ったところ，検査の結果は，膀胱に300ccの存量，膀胱の筋力が非常に弱く，膀胱の出口が狭いため，①手術，②西洋の薬，③漢方薬の三つの治療方針を進められた。しかし，本人が手術を受けたくなく，心臓病があるためその分の薬を飲めないということで，漢方を続ける。膀胱のいろいろな検査を受けたことが原因かもしれないが，夜間の尿の回数が増えた（11／23, 24に5回，11／22に4回，11／21に3回）。尿量は少ない。昼も夜も尿の出が悪い。食欲がない。口膩・口干で，熱いものを飲みたい。疲れると悪化する。風呂に入ると軽減する。寒い時に悪化する。尿の色は黄で，沫がある。大便には下剤を使用している。左右肝経動き負荷テスト制限がある。
診断：陽気虚の気滞瘀血の水飲食湿濁の熱化証
治則：補陽気，行気活血，消食化湿利尿清熱
処方：牛車腎気丸（朝・夕），茵陳五苓散（昼）（西洋薬の下剤を使用中）
脈診：左寸緊有力・関浮滑有力・尺浮緊有力，右寸動有力・関尺浮緊有力。脈は78回／

分
　　　＊
2009.12.15再診（10回目）

主訴：夜間の尿の回数が少し減った。

関連：最近，夜間の尿の平均回数は3回，量が100cc以上に増えた。食欲がない。口膩・口干で，熱いものを飲みたい。疲れると悪化する。風呂に入ると軽減する。寒い時に悪化する。足が冷たい。昼の尿の回数は10回以上，量200cc／回，色は淡で，沫がある。大便には下剤を使用している。しばらく朝晩に焼きいもを食べて，便がもっと出やすくなった。外国に行って逮捕されるという，恐くて嫌な夢を見た。左右肝経動き負荷テスト制限がある。

診断：陽気虚の気滞瘀血の水飲食湿濁証

治則：補陽気，行気活血，消食化湿利尿

処方：牛車腎気丸（朝・昼・夕）（西洋薬の下剤を使用中）

脈診：左寸関動・尺滑，右寸緊・関尺動。脈は80回／分

　　　＊
2010.02.16再診（13回目）

主訴：腰痛。

関連：夜間の尿の回数が非常に減った（平均1回）。最近は天気が悪くて寒い。腰痛があり，安静時に悪化する。昼間の尿の回数は10回で，量は200cc／回，色は淡黄で，朝に沫が時々少しある。食欲がない。口膩・口干で，熱いものを飲みたい。疲れると悪化する。風呂に入ると軽減する。寒い時に悪化する。足が冷たい。大便には下剤を使用している。左右肝経動き負荷テスト制限がなくなった。

診断：陽気虚の気滞の水飲食湿濁証

治則：補陽気，行気，消食化湿利尿

処方：八味地黄丸（朝・夕），四逆散（昼）（西洋薬の下剤を使用中）

脈診：左寸関動・尺細滑無力，右寸緊無力・関動・尺滑。脈は82回／分

　　　＊
2010.03.30再診（15回目）

主訴：食欲がない。

関連：昼の尿の回数は6回，夜は1回で，尿量は150cc／回，色は淡黄で，沫が時々少しある。食欲がない。口膩・口干，ぬるいものを飲みたい。長く歩くと腰痛が悪化する。風呂に入ると軽減する。足が冷たい感じはなくなった。大便には下剤を使用しているが，普通の便が出る。舌苔の色は白中黄で，形は厚，潤苔がなくなった。左右肝経動き負荷テスト制限なし。

診断：陽気虚の気滞の食湿濁証
治則：補陽気，行気，消食化湿
処方：当帰湯（朝・夕），四逆散（昼）（西洋薬の下剤を使用中）
脈診：左寸関尺動，右寸動・関滑・尺滑無力。脈は72回／分
　　　　＊＊
分析：この患者の主訴は，夜間の頻尿（5回）で，睡眠ができないと言った。初診の診断は，陽気虚の気滞瘀血の水飲食湿濁の熱化証で，脈診は左寸動無力・関弦・尺滑，右寸関浮緊・尺沈動，脈は76回／分だった。証に従って治療した後の診断は，陽気虚の気滞瘀血の水飲湿食濁の熱化証で，前回と同じ薬を処方し，夜間の尿の回数も少し減ったが，患者は「変わらない，同じ薬が飲みにくい」と言った。だが，脈診は左寸動・関滑・尺動，右寸緊・関滑・尺動，脈は80回／分だった。そのため，「診断は前回と同じですが，脈のデータから見ると，緊脈が一つ減って，尿の症状が少しよくなった」と患者に説明すると納得した。いわゆる，脈の変化から治療効果の評価ができると考えられる。

　その症例の治療前後のデータから検討すると，緊脈は尿の異常（薄い異常な排泄物）と非常に関係があると考えられる。さらに，尿の病理状態が軽減すると，緊脈の個数も減る。そのため，異常な脈の数が変化することで，体の病理状態の軽重と関係があることが解明された。臨床の治療をした前後の評価に，もっと役に立つと思う。いわゆる異常な脈の個数で，脈の定量化ができることと提唱した。ほかに，緊脈がなくなった時点で，舌苔の潤苔もともになくなった。だから，体の薄い異常な排泄物の病理状態がある時に，体表の反応として，尿の異常な症状，緊脈，潤苔などが出現することが解明された。そして，ある病理状態の時に，症状・舌診・脈診・状態など一致できる新しい伝統医学の考えを提唱した。

　この患者の病理状態は変動しやすい。例えば，娘が病気になって，本人が心配し，ストレスが溜まると，症状がすぐ悪化した。ほかにも疲れた時，検査を受けた時，寒い天気が影響した時にも悪化する。

　この患者は，非常に難しい人だった。心臓病，糖尿病，脳梗塞の片麻痺，膀胱癌，便秘などの病気を持っている。薬をたくさん飲んでいて，漢方薬が効かないと，すぐ飲まなくなる。だが，充分な理由があれば，理解できる。だから，診療中に脈診の変化から説明した。ほかに，伝統医学のやり方は，主訴に対して治療するのではなく，体の病理状態を治療する。だから，証に従って漢方薬を飲むと，夜間の頻尿の症状がよくなっただけではなく，西洋医学でいわれたこの患者のいろいろな病気も改善できた。

七　渋　脈

[症例15] ニキビ

患者名　Aさん／性別　男／年齢　26歳／初診日　2009.11.10［雨］

病名：顔面の瘡（西洋医学の病名：ニキビ）

主訴：何年も前から顔面部にたくさんニキビが出ている。

関連：長年皮膚科で治療しているが，なかなかよくならない。最近ひどくなっているので，漢方診療に来た。ニキビが大きくて膿が多い。痒くて痛い。朝や睡眠不足時，夕方，風呂に入ると悪化する。局部に熱感がある。口が渇いて，冷たいものを飲みたい。尿は一日に4，5回，尿量は平均120cc／回，色は黄で，沫がある。大便は一日に2回で，軟らかい。いつも天国に行く苦しく嫌な夢を見る。ブロッコリー，枝豆，ピーマン，シシトウなど青い野菜はあまり食べない。左右心包経動き負荷テスト制限がある。

診断：陰虚の気滞瘀血の水飲湿濁の熱化証

治則：滋陰，行気活血，清熱化湿濁利尿

処方：荊芥連翹湯（朝），猪苓湯（昼），治瘡一方（夕）

脈診：左寸伏・関尺渋，右寸動・関滑弦・尺緊。脈は66回／分

　　　＊

2009.12.15再診

主訴：顔の痒み。

関連：膿は90％，ニキビも痒みも50％軽減した。疲れた時，風呂に入ると悪化する。局部に熱感がある。口が渇いて，冷たいものを飲みたい。尿は一日に7，8回，量は平均150cc／回，色は黄（減）で，沫がある。大便は正常。頸を切りつけられる嫌な夢を見る。左右心包経動き負荷テスト制限がある。

診断：陰虚の気滞瘀血の湿の熱化証

治則：滋陰，行気活血，清熱化湿

処方：荊芥連翹湯（朝・夕），治瘡一方（昼）

脈診：左寸関滑細無力・尺沈動渋（20秒で戻る），右寸滑・関尺動。脈は66回／分

　　　＊

2010.01.05再診

主訴：顔の痒みが少しある。

関連：膿がなくなって，ニキビが枯れてきた。痒みが少し。朝や風呂に入ると悪化する。口が渇いて，冷たいものを飲みたい。尿は黄色で，沫が軽減した。大便は正常。夢は

見るが，内容をすぐに忘れる。左右の心包経の動き負荷テストの制限がなくなった。
診断：気滞の湿熱証
治則：行気，清熱化湿
処方：清上防風湯（朝・昼・夕）
脈診：左寸関動・尺沈動，右寸滑・関尺動。脈は70回／分

＊＊

分析：この患者の症状はニキビだが，その状態が激しい。大きくてたくさんあり，膿みもたくさんある。とても嫌な夢をよく見る。左右心包経動き負荷テスト制限がある。左の関・尺の脈は渋脈である（一般的に，渋脈が尺の部位に現れやすい）。診断に従って，1週間漢方薬を飲むと，症状が軽減し，左の関の部位の渋脈がなくなった。2週間後，症状が大減し，渋脈もなくなり，夢を見ても覚えなくなった（忘れ夢）。左右心包経の動き負荷テスト制限もなくなった。それら治療前後の病理状態と脈の関係を検討すると，瘀血の病理状態が軽減したら，渋脈の現れた部位数が減った。瘀血の病理状態がなくなると，渋脈も消えてしまう。ということは，渋脈は，体の瘀血（血液の流れの異常）の病理状態がある時に現れる脈と考えられる。

　しかし，渋脈に関するこの症例の治療データから検討すると，瘀血の病理状態が激しい時に，関脈上に渋脈が出現する。ほかに，脈の波が次第になくなって，戻らない渋脈が出現する。瘀血の病理状態が軽い時には，脈の波が次第に弱くなって，また戻ってくる渋脈が出現するか，または渋脈が出ないことも多い。

[症例16] 肩凝り

患者名　Iさん／性別　女／年齢　56歳／初診日　2009.11.11［雨］
病名：頸部痛（西洋医学の病名：肩頸凝り，狭心症）
主訴：最近，肩頸凝りが激しい。
関連：いつも長く座っていろいろな仕事をする。時々肩が凝る。最近，肩・頸が凝って，背中まで痛くなる。安静時に痛みが悪化し，手足が冷たく，夜中に痛みで目が覚める。肩・頸を押すと気持ちがいい。風呂に入ると軽減する。時々目の前に黒いものがよく飛んでいる（飛蚊症）。口が渇いて，冷たいものを飲みたい。尿は黄色で，時々夕方になると濃くなる。お腹が張る。大便は2, 3日に1回で，硬くてコロコロとしている。右肝経動き負荷テスト制限と，左右心包経動き負荷テスト制限がある。夢は3カ月以上見ていない。
診断：陽気虚の寒凝気滞瘀血の濁の熱化証
治則：補陽散寒，行気活血，清熱降濁
処方：柴胡桂枝湯（朝・夕），桃核承気湯（昼）

鍼療：膀胱経・腎経・胆経・胃経・心包経＋厥陰兪・膈兪
脈診：左寸動・関沈滑・尺細滑渋，右寸関滑・尺沈動。脈は64回／分
　　　＊

2009.11.18再診
主訴：肩凝りが軽減。
関連：肩・頸を押すと痛くて気持ちがいい。風呂に入ると症状が軽減する。安静時に飛蚊症が起こりやすい。足が冷たくなる（手はよくなった）。口が渇いて，冷たいものを飲みたい。尿は黄色，大便は普通（桃核承気湯を飲まないと，また便秘になる）。左右心包経動き負荷テスト制限がある。夢は見なかった。
診断：陽気虚の寒凝気滞瘀血の濁の熱化証
治則：補陽散寒，行気活血，清熱降濁
処方：柴胡桂支湯（朝・夕），桃核承気湯（昼）
脈診：左寸関動・尺細動やや渋（すぐ戻る），右寸関尺動。脈は64回／分
　　　＊

2009.11.25再診
主訴：飛蚊症。
関連：肩・頸・背中の痛みがよくなった。飛蚊症は安静時に出やすい。朝と風呂に入ると軽減する。熱いものを飲みたい。尿は黄色。大便の形は正常（飲まないと便秘，桃核承気湯を2分の1飲むと便通あり）。左右心包経動き負荷テスト制限がある。夢を見たが，内容は忘れた。
診断：陽気虚の寒凝気滞瘀血の濁の熱化証
治則：補陽散寒，行気活血，清熱降濁
処方：柴胡桂支湯（朝・夕），桃核承気湯（昼）
脈診：左寸関動・尺動長有力，右寸関尺動。脈は66回／分
　　　＊

2009.12.02再診
主訴：飛蚊症が気にならないようになった。
関連：飛蚊症が軽くなった。長く坐って仕事をする時に，白い色の紙をたくさん見た時に起こりやすい。二便とも正常（桃核承気湯を飲んでいない）。左右心包経動き負荷テスト制限がなくなった。夢を見たが，内容は忘れた。
診断：気滞証
治則：行気
処方：四逆散（朝・昼・夕）
脈診：左寸関尺動，右寸関尺動。脈は70回／分

＊＊

分析：この患者の主訴は肩凝りがひどくなって，夜中に背中が痛くて目が覚める。ほかに，飛蚊症もある。最近，夢を3カ月見ていない。右の肝経と左右心包経動き負荷テスト制限がある。瘀血の病理状態が激しい。左の尺脈は渋脈である。診断に従って，1週間漢方薬を飲むと，症状が軽減し，左の尺の渋脈（戻る渋脈）が軽減し，右の肝経動き負荷テスト制限がなくなった。2週間後，症状が大減し，渋脈もなくなって，夢も見た。治療4週後，左右心包経の動き負荷テスト制限もなくなった。それらの治療前後の病理状態と脈の関係を検討したところ，瘀血の病理状態がなくなると，渋脈も消えてしまう。ということは，渋脈は，体の瘀血の病理状態がある時に現れる脈と考えられる。さらに，瘀血の病理状態が軽減したら，渋脈の現れた状態が軽減する。渋脈がなくなった時に，左右心包経の動き負荷テストの制限がまだ残っている。ということは，渋脈は，体の瘀血の病理状態が激しい時に現れる脈と考えられる。

八　虚・実脈

［症例17］陰部痛

患者名　Aさん／性別　女／年齢　76歳／初診日　2009.05.26［晴れ］

病名：陰部の痛み

主訴：陰部が熱くて硬い，ビリビリと痛む。

関連：安静時に悪化する。風呂に入ると症状が軽減する。腰が痛くて，押すと軽減する。小腹部に冷感がある。尿は黄色で，沫がある。大便は下剤（西洋薬）で出している。舌質の色は紫絳・尖紅で，形は歯痕両辺瘀血斑，舌苔の色は白中黄で，形は厚い。左右肝経の動き負荷テスト制限がある。

診断：陽気虚の気滞瘀血の湿濁の熱化証

治則：補陽，行気活血，清熱化湿濁

処方：柴胡桂支湯（朝・夕），治打撲一方（昼）

脈診：左右寸滑・関弦，左尺沈滑無力，右尺滑無力。脈は62回／分

（週に1回診察して診断する。それに従って，治療原則と処方を変えて，症状が軽減した）

　　　＊

2009.07.14再診

主訴：陰部に少し熱感。

関連：陰部の痛みと硬さが大減した。局部に熱感がある。風呂では変化なし。口が渇いて，冷たいものを飲みたい。尿量・色は正常で，沫が少々ある。大便には時々下剤を

使っている。
診断：瘀血の濁の熱化証
治則：清熱降濁，活血
処方：黄連解毒湯（朝・夕），通導散（昼）
脈診：左寸関尺動，右寸弦・関尺動。脈は66回／分
　　　　＊
2009.07.21再診
主訴：陰部に少々熱感。
関連：先週，黄連解毒湯を三日間飲んで，陰部の熱感がなくなったが，続けて飲むと，次の日から，頭がフラフラし，血圧も高くなったため，薬をやめると，頭暈（頭がフラフラする）が軽減した。陰部の熱感がまた出て，長く歩くと症状が悪化する。肩が凝り，押すと気持ちがいい。口が渇いて，冷たいかまたはぬるいものを飲みたい。尿は一日5回，量は少なく，色は黄色で，沫がある。大便は下剤を飲むとやや軟らかい。
診断：陰虚の瘀血の湿濁の熱化証
治則：滋陰清熱，化湿降濁，活血
処方：温清飲（朝・夕），潤腸湯（昼）
脈診：左寸関尺滑・尺無力，右寸関動尺滑・尺無力。脈は76回／分
　　　　＊
2009.07.28再診
主訴：陰部熱感大減。
脈診：左寸関尺動，右寸尺動関滑。脈は78回／分
　　　　＊＊
分析：この患者の初診の病名は陰部痛であり，診断は陽気虚の気滞瘀血の湿濁の熱化証である。脈診は，左右寸滑・関弦，左尺沈滑無力，右尺滑無力である。左右の尺脈は無力で，証に従って，1カ月治療した後，左右尺脈の力が正常に戻った。しかし，2009.07.14の診察結果で，黄連解毒湯を処方したところ，三日間飲んで，症状がよくなったが，続けて飲んだら，次の日から頭がフラフラになった（その間にもう1回診察したらよかった。診察をしないのに，症状や体の病理状態が変化した時に，前回の漢方薬を長く飲むのは危ないことがよく分かった）。それは，黄連解毒湯の性質からである。黄連解毒湯中の薬はとても苦くて寒い，熱を冷やす。「実している病理状態を瀉す」という役割が強い。病理状態が変わって，その薬を続けて飲むと，体の必要なものも出てしまう。だから，虚している病理状態の症状と脈診を引き起こす。それで，左右の尺脈が正常な力の脈が無力脈になった。

　　2009.07.21の診察結果では，陰虚の病理状態があった。それに従って，温清飲を処

方した．温清飲という薬は，黄連解毒湯と四物湯を合わせたもので，黄連解毒湯は熱を冷やし，四物湯は栄養を補助する．2009.07.28の診察結果では，症状も大減し，左右の尺脈の力も回復した．その症例の治療前後のデータから検討すると，体の虚している病理状態は，無力の脈と関係があると考えられる．

第5章　診断ポイント

　伝統医学でも，西洋医学でも，診断は必ず必要である。診断とは，体のいろいろな病理状態を見つけて治療方針を導き出す方法である。ただし，伝統医学と西洋医学では，それぞれのやり方や使う言葉（概念）が異なる。

　西洋医学のシステム（体系）は，体内のすべてを見ることができるという考え方を前提にしている。その前提に従って，見ることができ，確認できる検査機械を作って体内を調べ，それで正常か異常かを決める。例えば，右の脇肋部に肝臓というものがある。その肝臓の大きさや硬さの基準を決め，エコーという機械を作って調べる。もし，その肝臓が普通（正常）の肝臓より大きかったら，肝腫大と診断し，普通より硬かったら，肝硬変と診断する。

　一方，伝統医学の根本的な考え方は，体内のすべては見えないもの（未知のいろいろなもの）という前提に立っている。体内の何かが異常になると，確実に体表からその反応（症状・所見・舌診・脈診・動き・夢など）が出現する。それで，まず体表の反応を調べ，それから体内に設定した未知のものとの関係を検討して診断する。例えば，めまいという症状が出現した場合，安静時や動作の変わり目の時に悪化し，舌の上に瘀血斑点があり，渋脈が現れた時には「肝の気滞瘀血証」と診断する。

　《新・臨床中医学》の考え方では，人体の中には必要なものと不必要なものがある。必要なものが足りなくなると，病気が起こり，体表からいろいろな反応が出現する。その不足の状態を「虚していること」と言い，その病理状態を「働き不足」と「栄養不足」という二つのタイプに分ける。逆に，不必要なものが詰まった場合も，同じように病気が起こって，いろいろな反応が体表から出てくる。その詰まっている病理状態を「実していること」と言い，その病理状態を「異常な排泄物」と「気血の流れの異常」という二つのタイプに分ける。さらに，環境においては，「寒熱」の病理状態もある。それらのいろいろな病理状態と脈診の関係を検討して，以下で脈診の診断ポイントを説明する。

　調べた脈診を記入し，脈診のデータをまとめて診断するためのカルテも添えた（109ページ）。

第1節　働　き

　働き不足の病理状態は虚していることであり，その病理状態と関係がある脈は無力脈・細脈・短脈である。伝統医学（中医学・東洋医学）では，無力の脈を働き不足の脈として考え，細脈を栄養不足の脈として考えているが，臨床の立場から見ると違う場合もよくある。だから，陰陽学説の理論に基づいて，《新・臨床中医学》の考え方と臨床のデータを検討すると，無力脈・細脈・短脈を，脈の回数と合わせて考え，働き不足と栄養不足に分けたほうがいいのではないか。さらに，伝統医学の見方では，働き不足を気虚と陽気虚という二つのタイプに分ける。以下，気虚証と陽気虚証の脈の診断ポイントを説明する。

1　気虚証の診断ポイント

　気虚証というのは，働きが不足している病理状態の中の一タイプであり，伝統医学の治療原則から見ると，熱も寒もあまり関係がないので，ただ補うだけのことである。そして，脈診の見方では，熱の病理状態がある時には脈が速くなり（数脈），寒さの病理状態がある時には脈が遅くなる（遅脈）。それで，気虚証の診断ポイントは，虚証の脈と正常な脈の回数とが合わさって出現することと考えられる。

```
無力脈 ┐
細　脈 ├ ＋ 脈の回数正常（65～85回） ──→ 気虚証
短　脈 ┘
```

2　陽気虚

　陽気虚というのは，働きが不足している病理状態の中の一タイプであり，伝統医学の治療原則から見ると，寒さの病理状態とよく関係があるので，補うことと温めるやり方を同時に用いる。そして，脈診の見方では，寒さの病理状態がある時に，脈が遅くなる（遅脈）。それで，陽気虚証の診断ポイントは，虚証の脈と遅脈とが合わさって出現することと考えられる。

```
無力脈 ┐
細　脈 ├ ＋ 遅　脈（65回以下） ──→ 陽気虚証
短　脈 ┘
```

第2節 栄 養

　栄養不足とは虚していることと熱の病理状態のことであり，虚している病理状態と関係がある脈は無力脈・細脈・短脈である。陰陽学説の理論に基づいて，《新・臨床中医学》の見方では，無力脈・細脈・短脈を，脈の回数と合わせて考え，気虚か，陽気虚か，陰虚か（栄養不足）に分けられると考えている。

$$\left.\begin{array}{l}\text{無力脈}\\\text{細　脈}\\\text{短　脈}\end{array}\right\} + \text{数　脈（85回以上）} \longrightarrow \text{陰虚証（栄養不足）}$$

　さらに，伝統医学の見方では，栄養不足を，精の不足・血の不足・津液の不足という三つのタイプに分ける。実際に漢方薬では，精の不足・気の不足・津液の不足を別々に分けて説明して応用している。そのため，精虚証と血虚証と津液虚証の脈の診断ポイントを分けて説明する。

1　精虚証

　精虚証というのは，体に栄養が不足している病理状態の中の一タイプである。栄養不足の証（陰虚証）は，伝統医学の治療原則から見ると，不足や熱の病理状態とよく関係があり，補うことと冷やす治療方法を同時に用いる。そして，脈診の見方では，熱の病理状態がある時に，脈が速くなる（数脈）。それで，栄養不足の証の診断ポイントは，虚証の脈と数脈とが合わさって出現することである。さらに，伝統医学の中の臓腑学説や，臓腑学説と脈の関係から検討すると，精虚証はすなわち腎の栄養不足のことで，尺の脈は腎とよく関係があるので，だから，無力の脈か，細脈か，短脈が尺脈の部位に出現した場合には，数脈と合わさって精虚証と考えてもいいのではないか。

$$\left.\begin{array}{l}\text{無力脈}\\\text{細　脈}\\\text{短　脈}\end{array}\right\} + \text{尺　脈} + \text{数　脈（85回以上）} \longrightarrow \text{精虚証}$$

2　血虚証

　血虚証というのは，体に栄養が不足している病理状態の中の一タイプである。栄養不足の証（陰虚証）は，伝統医学の治療原則から見ると，不足や熱の病理状態とよく関係

があり，補うことと冷やす治療方法を同時に用いる。そして，脈診の見方では，熱の病理状態がある時に，脈が速くなる（数脈）。それで，栄養不足の証の診断ポイントは，虚証の脈と数脈とが合わさって出現することである。さらに，伝統医学の中の臓腑学説や，臓腑学説と脈の関係から検討すると，血虚証は，心の栄養不足や，肝の栄養不足や，脾の栄養不足と関係があり，左の寸脈は心と関係があり，左の関脈は肝と関係があり，右の肝脈は脾と関係がある。だから，無力の脈か，細脈か，短脈が，左の寸脈か，左の関脈か，右の関脈の部位に出現した場合には，数脈と合わさって血虚証と考えてもいいのではないか。

```
無力脈 ┐      左の寸脈
細 脈 ├ +  左の関脈  +  数 脈（85回以上）  ──→  血虚証
短 脈 ┘      右の関脈
```

3　津液虚証

　津液虚証というのは，体に栄養が不足している病理状態の中の一タイプである。栄養不足の証（陰虚証）は，伝統医学の治療原則から見ると，不足や熱の病理状態とよく関係があり，補うことと冷やす治療方法を同時に用いる。そして，脈診の見方では，熱の病理状態がある時に，脈が速くなる（数脈）。それで，栄養不足の証の診断ポイントは，虚証の脈と数脈とが合わさって出現することである。さらに，伝統医学の中の臓腑学説や，臓腑学説と脈の関係から検討すると，津液虚証は，肺の栄養不足や，脾の栄養不足と関係があり，右の寸脈は肺と関係があり，右の関脈は脾と関係がある。だから，無力の脈か，細脈か，短脈が，右の寸脈または右の関脈の部位に出現した場合には，数脈と合わさって津液虚証と考えられる。

```
無力脈 ┐                          右の寸脈
細 脈 ├ +  数脈（85回以上） +               ──→  津夜虚証
短 脈 ┘                          右の関脈
```

第3節　異常な排泄物

《新・臨床中医学》の見方では，体内の仕組みには働き・栄養と排泄物があり，働きと栄養では，不足になると病気が起こるが，排泄物では，詰まると病気が起こる。すなわち，大便・尿・汗を排泄物と言い，それらの排泄物の出方が異常な場合を「異常な排泄物」（多すぎるかまたは足りない）と言う。また，一般的には出ないものが出る時（例えば鼻水や痰など）にも「異常な排泄物」と言う。異常な排泄物の病理状態とは実していることであり，その病理状態と関係がある脈は滑脈・緊脈である。さらに，《新・臨床中医学》の考え方では，異常な排泄物を濃い・薄いという二つのタイプに分ける。以下，濃い異常な排泄物と薄い異常な排泄物の脈の診断ポイントを説明する。

1　濃い異常な排泄物

《新・臨床中医学》における濃い異常な排泄物の見方は，伝統医学の痰，食滞，湿の病理状態と同じように考えていい。ほかに，臨床のデータでは，便秘の病理状態ともよく関係がある（《新・臨床中医学》の考え方では「濁」と言う）。臨床の脈のデータから統計的に検討した場合，濃い異常な排泄物の病理状態は滑脈と有意であった。

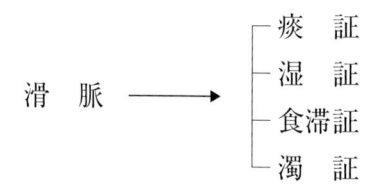

```
                 ┌ 痰　証
滑　脈  ─────→  ├ 湿　証
                 ├ 食滞証
                 └ 濁　証
```

2　薄い異常な排泄物

《新・臨床中医学》における薄い異常な排泄物の見方は，伝統医学の水飲停留の病理状態と同じように考えていい。臨床の脈のデータから統計的に検討した場合，薄い異常な排泄物の病理状態は緊脈と有意であった。臨床的に，水飲停留証には，水停証または飲停証の二つの書き方がある。伝統医学の治療の立場から検討すると，尿の異常の時に，よく利尿・利水の治療原則の言葉を使うので，それが水停証の意味ではないだろうか。サラサラの鼻水や，薄い痰の時に，よく化飲の治療原則の言葉を使うので，それが飲停証の意味ではないだろうか。

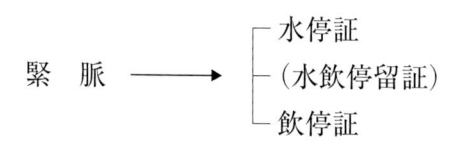

```
                 ┌ 水停証
緊　脈  ─────→  ├ （水飲停留証）
                 └ 飲停証
```

第4節　病理状態

　人体の中に必要なものとして気（「働き」の代表的な言葉）と血（「栄養」の代表的な言葉）があり，その気と血が体内をスムーズに動いて働きと栄養の役割を担っている。もし，気と血の流れが異常になって渋滞すると，気滞と瘀血の病理状態になる。その病理状態とは実していることであり，その病理状態と関係がある脈は動脈・弦脈・渋脈・結脈・代脈・促脈・散脈である。さらに，《新・臨床中医学》の考え方では，流れの異常の病理状態を気滞と瘀血という二つタイプに分ける。以下，気滞と瘀血の病理状態の診断ポイントを説明する。

1　気滞

　《新・臨床中医学》の考え方に基づいて，患者の証と臨床の脈のデータから統計的に検討した結果では，気滞の病理状態は動脈・弦脈と有意であった。その中では，弦脈が

　　　　　動　脈　——→　気滞証

　　　　　弦　脈　——→　気滞証（または瘀血証）

瘀血の病理状態とも有意であった。

2　瘀血

　《新・臨床中医学》の考え方に基づいて，患者の証と臨床の脈のデータから統計的に検討した結果では，瘀血の病理状態は渋脈・結脈・代脈・促脈・散脈・弦脈と有意であった。その中では，弦脈が気滞の病理状態とも有意であった。

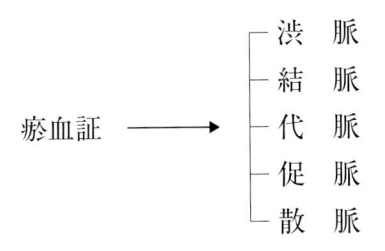

　　　　　　　　　　　┌─渋　脈
　　　　　　　　　　　├─結　脈
　　　　瘀血証　——→　├─代　脈
　　　　　　　　　　　├─促　脈
　　　　　　　　　　　└─散　脈

　　　　　弦　脈　——→　瘀血証（または気滞証）

第5節　環　境（寒と熱）

　《新・臨床中医学》の考え方では，病気を引き起こすのは，体と環境のバランスが崩れたからである。体内には働き・栄養・排泄物というものがあることはすでに説明した。環境には自然界の気候，動き，食べ物，情志（感情）などがあり，それらが異常になると病気を引き起こす。その病理状態は実していることである。以下，自然界の気候（寒・熱）の影響と脈の関係を検討して，寒と熱の診断ポイントを説明する。

1　寒さ

　《新・臨床中医学》の考え方に基づいて，患者の証と臨床の脈のデータから検討すると，寒さの病理状態が遅脈と関係がある。ただし，臨床の場合は，患者の証に対して，寒と熱が同時に出現することが多く，寒証があっても，遅脈が出ないこともある。

　　　　　遅　脈　──→　寒　証

2　熱さ

　《新・臨床中医学》の考え方に基づいて，患者の証と臨床の脈のデータから検討すると，熱さの病理状態が数脈と関係がある。ただし，臨床の場合は，患者の証に対して，寒と熱が同時に出現することが多く，熱証があっても，数脈が出ないこともよくある。

　　　　　数　脈　──→　熱　証

■《新・臨床中医学》脈診のカルテ

名前（　　　　　　）　性別（男・女）　年齢（　　歳）　職業（　　　　　）　診察日（　　　　　）
証候（　　　　　　）　病名（　　　　　　）　　　　　　　　　病歴（　　　　　）　天気（　　　　　）

左：	寸（心・小腸）	関（肝・胆）	尺（腎・膀胱）	右：	寸（肺・大腸）	関（脾・胃）	尺（腎・膀胱）
部位	浮・中・沈	浮・中・沈	浮・中・沈		浮・中・沈	浮・中・沈	浮・中・沈
回数	数・中・遅（　）	数・中・遅（　）	数・中・遅		数・中・遅	（　）数・中・遅	数・中・遅
脈率	有・*停・**無	有・停・無	有・停・無		有・停・無	有・停・無	有・停・無
広さ	大・中・細	大・中・細	大・中・細		大・中・細	大・中・細	大・中・細
長さ	長・中・短	長・中・短	長・中・短		長・中・短	長・中・短	長・中・短
脈型	弦・緊・滑・動	弦・緊・滑・動	弦・緊・滑・動		弦・緊・滑・動	弦・緊・滑・動	弦・緊・滑・動
脈力	強・中・弱	強・中・弱	強・中・弱		強・中・弱	強・中・弱	強・中・弱

脈診 _____

診断 _____

＊停：脈が時々止まること。　＊＊無：脈が速かったり遅かったり、波が強かったり弱かったり、脈の跳びイメージがだんだん弱くなったり無くなったりする。

あとがき

　1981年に大学を卒業後，中医師として病院に勤務していましたが，中医学をもっと研究したくて，主として医学の研究方法を学ぶため日本に留学しました。日本の大学では，西洋医学を中心に，いろいろな先生から学びました。

　研究のかたわら，病院，薬剤会社，鍼灸師，鍼灸柔道整復関係団体の勉強会や講演会を行いました。そういった場所には，医者や歯科医や鍼灸師などの方が受講に来ていました。中医学が臨床に役立つことは皆さんよく分かっていても，その内容が膨大で勉強する時間が足りないとか，中医学の理論が曖昧で不足している面がたくさんあって，自習しようとしても理解するのが大変難しい，という声をたくさん聞いてきました。

　そういうわけで，簡単な診察・診断・治療前後の評価ができる脈診の本を作りました。

　ほかに，日本の鍼灸・柔道整復の専門学校でも長年教えてきましたが，脈診は基礎の教育として非常に重要です。

　2010年8月

陳　勇

陳　勇（ちん・ゆう　chen yong）
1962年，中華人民共和国江西省永新県に生まれる
1981年，江西省医学院吉安分院卒業
1981年，江西省永新県人民医院中医師（1992年より講師）
1993〜95年，九州大学医学部外国人研究員
1995年，福岡大学大学院体育学研究科入学（スポーツ医学専攻，1997年卒業）
1997年，福岡大学外国人研究員
1998〜2008年，鍼灸の専門学校講師
2009年〜，福岡天神医療リハビリ専門学校鍼灸科講師
2009年〜，こころ医療福祉専門学校（長崎市）鍼灸科講師
福岡市在住

著書：『経絡テスト』（共著）医歯薬出版，1999
　　　『新・臨床中医学入門』海鳥社，2001
　　　『舌診論』不知火書房，2003
　　　『瘀血論』不知火書房，2004
　　　『新・臨床中医学入門』改訂増補版，海鳥社，2006

脈　診　論
新・臨床中医学　脈診篇
■
2010年8月22日　第1刷発行
■
著者　陳　勇
発行所　有限会社海鳥社
〒810-0072 福岡市中央区長浜3丁目1番16号
電話 092(771)0132　FAX 092(771)2546
http://www.kaichosha-f.co.jp
印刷・製本　大村印刷株式会社
ISBN978-4-87415-784-8
［定価は表紙カバーに表示］